Dr. med. Marianne Koch
Alt werde ich später

Dr. med. Marianne Koch

Alt werde ich später

Neue Wege, um geistig
und körperlich fit zu bleiben

dtv

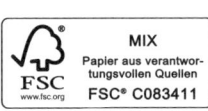

2. Auflage 2021
© 2021 dtv Verlagsgesellschaft mbH & Co. KG, München
Das Werk ist urheberrechtlich geschützt.
Sämtliche, auch auszugsweise Verwertungen bleiben vorbehalten.
Für Inhalte von Webseiten Dritter, auf die in diesem Werk verwiesen
wird, ist stets der jeweilige Anbieter oder Betreiber verantwortlich,
wir übernehmen dafür keine Gewähr. Rechtswidrige Inhalte waren
zum Zeitpunkt der Verlinkungen nicht erkennbar.
Grafiken: © Jörg Mair
Gesetzt aus der Minion Pro
Satz: Nadine Clemens, München
Druck und Bindung: CPI books GmbH, Leck
Printed in Germany · ISBN 978-3-423-28298-7

Inhalt

Vorwort 7

Kapitel 1 Ein neues Bild vom Älterwerden 9
Gesund altern – Vergangenheit, Gegenwart und Zukunft 12 ◆ Hallo Spiegel – wie seh' ich aus? 14

Kapitel 2 Warum, zum Teufel, altern wir überhaupt? 17
Von Mäusen und Menschen 23 ◆ Anti-Aging – was ist bewiesen? 25

Kapitel 3 Erfolgreich Älterwerden I: Stärken Sie Ihr Selbstbewusstsein 29
Wer bin ich? 33 ◆ Der Königsweg in ein längeres Leben 36 ◆ Die wichtigste Eigenschaft beim Älterwerden: Mutig sein 38 ◆ Wer war ich gestern und wer werde ich morgen sein? 43

Kapitel 4 Erfolgreich Älterwerden II: Sag mir, was du isst – und ich sage dir, wie alt du wirst 45
Die richtige Ernährung für meinen Körper 49 ◆ Schlank bleiben – schlank werden: Wie macht man das? 56

Kapitel 5 Bewegung ist ein Wundermittel 65
Meine Knochen sollen stark bleiben! 70 ◆ Bloß nicht stürzen! 72 ◆ Mein Immunsystem braucht Bewegung! 75 ◆ Arthrose verhindern – Arthrose behandeln 80

Kapitel 6 Lebenslanges Lernen – muss das sein? 85
Hallo, graue Zellen, aufwachen! 91 ◆ Warum erinnern wir uns? 95 ◆ Vorsicht – Gehirn in Gefahr! 99 ◆ Graue Zellen, los geht's! 101

Kapitel 7 Die schlimmste Alterskrankheit: Einsamkeit 105
Wir brauchen Zugehörigkeit 108 ◆ Einsamkeit macht krank 111 ◆ Noch einmal: Mutig sein! 113 ◆ Kranksein im Alter 116 ◆ Gegen die große Traurigkeit 123 ◆ Was täten wir ohne Hunde und ohne Katzen … 124

Kapitel 8 Die Welt immer wieder mit neuen Augen sehen 129
Die Welt ein bisschen besser machen – kann man das? 134 ◆ Jungbleiben – wie macht man das? 136 ◆ Reisen, wenn man älter ist 140 ◆ Kurze Gedanken über die Liebe … 144 ◆ Wer bin ich und wer möchte ich sein? 147

Anhang 151
Dank 153 ◆ Kalziumgehalt einiger Nahrungsmittel 153 ◆ Anmerkungen 155 ◆ Register 156

Vorwort

Nachdem ich vor fast 20 Jahren das Buch ›Körperintelligenz‹ schrieb, das sich mit dem erfolgreichen Altern befasst, wollte ich mir eigentlich über das Älterwerden nicht mehr groß Gedanken machen.

Dass ich es jetzt doch tue, liegt vor allem an der Tatsache, dass sich in den letzten beiden Jahrzehnten erstaunlich viel verändert hat:

Zum einen hat die Wissenschaft so viele neue Fakten über das biologische Altern und Jungbleiben des Menschen herausgefunden, dass es sich lohnt, darüber Bescheid zu wissen und davon zu profitieren. Zum anderen stellte sich heraus, dass die Lebenserwartung – zumindest in unserer westlichen Welt – dramatisch zugenommen hat, und dass wir dadurch zu einer ganz neuen Einteilung des Lebens motiviert werden. Das heißt, viele von uns bleiben auch nach dem 60. oder 65. Geburtstag aktiv, geachtet im Beruf und unverändert in ihrem Selbstwertgefühl. Die allgemeine Vorstellung von Greisen und Gebrechlichkeit hat sich langsam, aber sicher von den 70- und 80-Jährigen zu den 90- und 100-Jährigen verschoben – wobei selbst die oft mit ihrer erhaltenen Lebenskraft staunen lassen.

Amerikanische Präsidenten beispielsweise gelten auch mit weit über 70 noch als fit für diesen anstrengenden Job. Und mein absolutes Lieblingszitat stammt von einer über 90-jährigen New Yorkerin: *Bel Kaufman,* die Enkelin von *Scholem Aleichem,* wurde (von der *Süddeutschen Zeitung*) gefragt, wieso sie so jung geblieben sei. Sie antwortete: »Ich bin zu beschäftigt, um alt zu werden, das ist die Antwort auf Ihre

Frage. Wenn ich mal Zeit habe, werde ich mich hinsetzen und alt werden, aber jetzt habe ich zu viel zu tun.«

Wie macht man das, Jungbleiben, auch wenn man älter wird? Darum soll es in diesem Buch gehen.

Kapitel 1

Ein neues Bild vom Älterwerden

Fangen wir an mit einem kleinen Fragespiel. Angenommen Sie – oder Ihre Eltern – sind über 70 Jahre alt. Denken Sie einmal nach, wie oft Sie (oder eben die Eltern) Sätze wie diese hören: »Was? Sie interessieren sich *noch immer* für Politik?« Oder: »Na so was – Sie kümmern sich tatsächlich *noch immer* selbst um Ihren Garten?« Oder: »Ach – Sie sind doch schon 72, und Sie gehen *noch immer* täglich zur Arbeit?« Und so weiter.

Merken Sie etwas? Wenn wir uns mit älteren Menschen unterhalten, geraten wir sehr leicht in eine Sprachfalle, die ein amerikanischer Soziologieprofessor als das »Noch immer«-Syndrom bezeichnet hat.[1]) Es bedeutet nicht mehr und nicht weniger, als dass man erstaunt darüber ist, was Sie noch alles leisten, obwohl man Sie im Grunde für doch ziemlich alt hält. Zu alt für das, was Sie – ganz selbstverständlich und mit großem Erfolg – gerade tun.

Das haben Sie noch nie erlebt? Umso besser. Nehmen wir es als ein Zeichen dafür, dass die Gesellschaft aufwacht. Sie kapiert, dass wir sehr wahrscheinlich ein höheres Lebensalter erreichen werden, dass dieses längere Leben aber nicht unbedingt mit einem längeren Abbau unserer körperlichen und geistigen Fähigkeiten einhergeht.

Wir leben also länger. Viel länger, um genau zu sein. So viel länger, dass Sozialforscher, Mediziner, Biologen und Gesundheitspolitiker höchst alarmiert sind und erklären: So geht es nicht weiter – wir brauchen neue Maßstäbe, neue Ideen.

Ideen zum einen für die Chance, unseren Lebenslauf – Jugend, Beruf, Kinder erziehen, Ruhestand – neu zu gestalten. Damit wir, bei erhaltener Kreativität und Leistungsfähigkeit, mit 70 oder 80 Jahren nicht nur als verdiente Nichtstuer unsere Zeit zwischen Balkon und Sofa verbringen, sondern möglichst aktive, gefragte Mitglieder der Gesellschaft bleiben. Zum anderen sind Ideen und Erkenntnisse vonnöten, mit denen man Gesundheit besser fördern und Alterskrankheiten verhindern kann.

Inzwischen gibt es eine neue Wissenschaft (international »Geroscience« genannt), die zunächst Fakten zusammenträgt über alles, was beim Älterwerden im Körper geschieht und was die Jugendlichkeit der Zellen beeinflusst. Um dann, mit diesen Kenntnissen, Vorschläge zu machen für Verhaltensweisen, die uns helfen können, die zusätzlichen Jahre möglichst gesund und mit hoher Lebensqualität zu genießen.

Gesund altern – Vergangenheit, Gegenwart und Zukunft

Man stelle sich vor: Noch im Jahr 1900 lag die mittlere Lebenserwartung in Deutschland bei gerade einmal 47 Jahren! Dann kamen die Entdeckungen von Penicillin und anderen Antibiotika in den Zwanziger- und Dreißigerjahren des vorigen Jahrhunderts, danach andere große medizinische Fortschritte wie beispielsweise die Endoskopie und später all die Möglichkeiten, kranke Herzen, verstopfte Blutgefäße und kaputte Hüften zu reparieren. Die medizinische Vorsorge wurde besser. Die Ernährung wurde besser. So konnten sich die Menschen – Ausnahme: die Kriegsjahre – immer öfter über ein längeres Leben freuen, ein Trend, der gerade in den letzten Jahrzehnten noch zugenommen hat. Babys, die heute geboren werden, haben gute Chancen, 80 bis 90 Jahre alt zu werden.

Ganz allmählich breitet sich auch in der Gesellschaft ein Umdenken aus. Die Wertschätzung, die alte Menschen zum Beispiel im Fernen Osten erfahren, haben wir noch längst nicht erreicht. Aber immerhin spüren die Älteren einen gewissen Respekt vor ihren Lebensleistungen, was man durchaus als Fortschritt ansehen kann, im Vergleich zu den gar nicht so weit zurückliegenden Zeiten, als Menschen schon ab 50 oft als »Gruftis« oder »Kompostis« galten. Jung sein, das ist natürlich wunderbar – ok, ich gebe zu: auch nicht immer. Aber die Möglichkeiten für ein interessantes Leben haben für viele Ältere heute jedenfalls entscheidend zugenommen. Voraussetzung für dieses neue Leben ist zweifellos zunächst das längere körperliche Wohlbefinden.

Und damit kommen Sie persönlich ins Spiel. Denn leider, leider erhält man die späten goldenen Jahre nicht umsonst. Wichtig ist, dass man möglichst frühzeitig erkennt, worauf es ankommt, das heißt, wie man seinen Körper (und erst recht den Geist) dazu bringt, auch nach dem 75. Geburtstag noch zu funktionieren.

Ich weiß – jetzt kommt der typische Einwand: Onkel Leo hat sein Leben lang geraucht, mit seinen Spezis Bier getrunken, Sport nur im Fernsehen erlebt und ist bis zu seinem Tod kurz nach dem 94. Geburtstag vergnügt und fit gewesen.

Aufwachen, Leute! Die Alten sind nicht mehr die »Alten«.

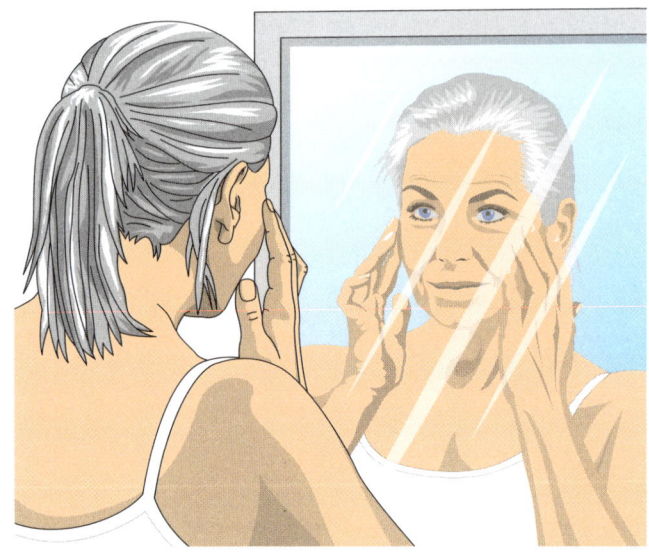

Das sei ihm auch im Nachhinein von Herzen vergönnt. Leider kann man solch glückliche Umstände nicht verallgemeinern – aber das wissen Sie natürlich. Also: wo fangen wir an?

Hallo Spiegel – wie seh' ich aus?

Nein, Sie – und ich – sehen nicht mehr aus wie damals, mit 35, als wir sozusagen auf der Höhe unserer Attraktivität waren. Sie sehen, vor allem in der Früh, etwas zerknautscht aus: kleine Augen, ein paar Falten hier und da und dort auch, und nicht unbedingt taufrisch.

Sagen wir, Sie sehen *anders* aus. Aber – und jetzt kommt das große ABER: Sie sind ja auch ein anderer Mensch geworden in der Zwischenzeit. Klüger, erfahrener, durch freudige und sicher auch traurige Erlebnisse zu einem neuen interessanten Wesen geformt. Gut, 100 Meter können Sie nicht mehr so schnell rennen wie seinerzeit. Und bis zum dritten Stock hinauf geht es auch deutlich mühsamer. Dafür aber hat sich Ihr Bewusstsein erstaunlich erweitert. Denken Sie an all die Bücher, die Sie inzwischen gelesen, die Musik, die Sie gehört, die Reisen, die Sie gemacht haben, die lustigen Erinnerungen an die Kinder, als die noch klein waren, die Freunde, mit denen Sie so wunderbar reden können, ja, und natürlich die Liebeserlebnisse …

Also: keine Chance mehr, dass Sie aussehen wie früher. Auch ganz sicher nicht dadurch, dass ein wie auch immer begabter Arzt an Ihnen ein Meisterwerk der plastischen Chirurgie vollbringt. Das bedeutet, dass Sie sich mit dem Ich, das Ihnen aus dem Spiegel entgegensieht, identifizieren, anfreunden sollten. Und damit auch mit dem Menschen hinter dem Spiegelbild. Und mit dem Ich, das Sie in den nächsten 15 oder 20 oder 30 Jahren sein werden.

Hoffentlich habe ich mich verständlich ausgedrückt. Sie sollten das Älterwerden oder Ältersein nicht bejammern, sondern als eine besonders wichtige Phase Ihres Lebens sehen, die nicht nur von Erinnerungen geprägt sein wird, sondern in der Sie neue wertvolle Fähigkeiten erwerben und interessante Erfahrungen machen werden.

Es ist diese bejahende Einstellung zu uns selbst, auch zu unserem Aussehen, die wir benötigen, um die geschenkten Jahre wirklich ausschöpfen und genießen zu können. Und, vergessen Sie nicht: Auch ältere Menschen werden gebraucht – und damit hat sich ihr sozialer Status dramatisch verändert.

Kapitel 2

Warum, zum Teufel, altern wir überhaupt?

Bevor wir uns mit all den wunderbaren Möglichkeiten befassen, die uns ein längeres, gesundes und vergnügtes Älterwerden versprechen, möchte ich Ihnen erst einmal kurz die medizinischen Grundlagen erklären, die für das Altern, aber auch für die Bemühungen der Anti-Aging-Forschung wichtig sind. Und dafür begeben wir uns in das Zauberreich der Zellen.

Man kann sich schwer vorstellen, wie unglaublich komplex das Innenleben einer Zelle – jeder menschlichen Zelle – ist, ganz zu schweigen von den Einflüssen, die ständig auf sie einwirken, um sie zu ernähren, ihre inneren Kraftwerke zu stärken, Müll aus ihr zu entfernen, sie zur Teilung und dadurch zur Erneuerung anzuregen, und schließlich, sie absterben zu lassen.

Von diesen Gebilden besitzen wir ungefähr 100 Billionen – eine eins mit vierzehn Nullen! – und in jeder Minute werden Millionen von ihnen repariert oder erneuert.

Warum altern wir?

Es ist durchaus amüsant, wenn man nachliest und beobachtet, wie sich die Wissenschaft mit dieser Frage seit Jahrzehnten – und wohl schon seit Jahrhunderten – herumplagt. Mit dem Ergebnis: Wir wissen es immer noch nicht. Es gibt unendlich viele Theorien, interessante Beobachtungen, tausende von biologischen und philosophischen Abhandlungen darüber. Viel Mögliches, ziemlich viel Wahrscheinliches – aber nichts Gewisses.

Allerdings – und das ist die schlechte Nachricht: Leider gibt es schon sichere Erkenntnisse über die Tatsache, dass be-

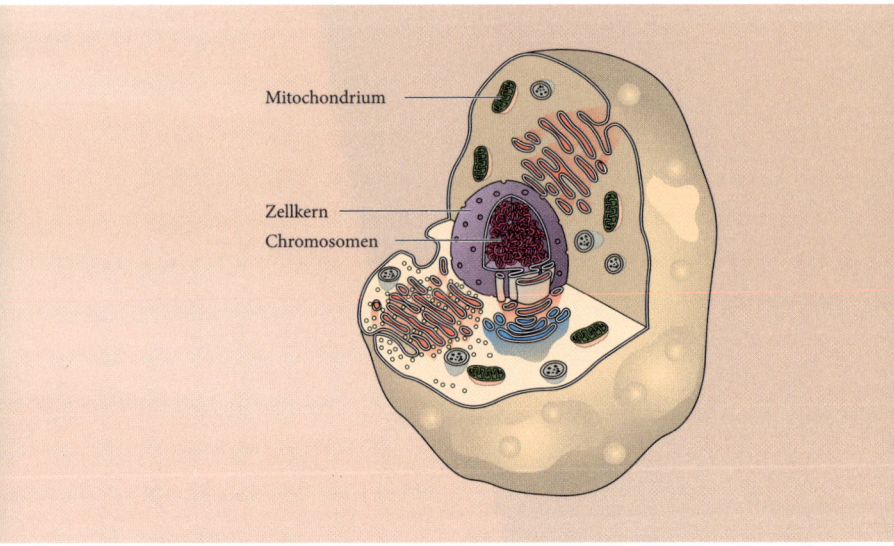

Zellen sind kleine Fabriken. Der Zellkern mit den Chromosomen ist die Befehlszentrale; die Mitochondrien liefern die Energie.

stimmte Lebensumstände und Gewohnheiten das Leben verlängern oder verkürzen, vor allem aber unsere Lebensqualität beim Älterwerden beeinflussen. Darauf kommen wir später noch in aller Ausführlichkeit.

Also was *wissen* wir?

Wir wissen, dass man sich die Zelle als eine kleine Fabrik vorstellen kann, in der winzige Kraftwerke – die *Mitochondrien* – Energie produzieren, die die Zelle braucht, um bestimmte Eiweißstoffe oder Hormone herzustellen. Andere Elemente entfernen den »Abfall« aus der Anlage, sorgen für einen optimalen Stoffwechsel oder eilen als Boten mit genauen Anweisungen aus dem Zellkern hin und her. Dort befindet sich das Befehlszentrum in Form von 46 Chromosomen, kleinsten strickleiterartig geformten Molekülen – die berühmte DNS (*Desoxyribonukleinsäure*). Sie ist die Erbsubstanz der Zelle, mit all ihren Genen und Aufgaben für die jeweilige Funktion. Von dort kommt auch der Impuls zur Teilung der Zelle: die Chromosomen verdoppeln sich, weichen auseinander und verwandeln sich dadurch in zwei neue, jugendliche Zellen. So weit, so erstaunlich.

Allerdings befinden sich am Ende eines jeden Chromosoms Gebilde, die aussehen wie kleine Kappen und die bei jeder Teilung um eine Winzigkeit kürzer werden: die *Telomere*. Wenn dieser »Lebensfaden« aufgebraucht ist, kann sich die Zelle nicht mehr teilen. Sie befindet sich dann in einem Zustand der Ruhe und des Alterns und stirbt irgendwann ab.

Es gibt einen Botenstoff, der die Kürzung dieser Telomere verhindert, die *Telomerase*. Leider sind es ausgerechnet die Krebszellen, die diese Substanz ständig produzieren und damit das Altern und den Abbau der Tumorzellen verhindern. Aber auch der gesunde Mensch kann diesen Botenstoff herstellen – unter bestimmten Bedingungen und nur in einigen Zellarten, so zum Beispiel in Stammzellen, Knochen- und Immunzellen. Was bedeutet das?

Sind wir so alt wie unser Immunsystem?
Oder so alt wie unsere Gelenke?

> **Kurze Erklärung: Was sind Stammzellen?**
> Stammzellen – wahrscheinlich wissen Sie das ohnehin – sind eine Art Mutterzellen, die sich zu vielerlei Gewebezellen entwickeln können. Das heißt, Stammzellen eines ungeborenen Kindes – *embryonale Stammzellen* – sind noch *omnipotent*, also Alleskönner. Sie verwandeln sich je nach Bedarf in alle möglichen Zellen: Nerven, Haut, Muskeln, Blutgefäße usw. Nach der Geburt des Babys spezialisieren sie sich, sodass sie nur noch *pluripotent*, aber immerhin noch Vieleskönner sind.
>
> Jede Gewebeart hat danach eigene spezielle Stammzellen, die ein Leben lang aktiv bleiben und für Nachwuchs sorgen. Am bekanntesten sind wohl die Blut-Stammzellen, aus denen sich ständig rote und weiße Blutkörperchen sowie die Blutplättchen entwickeln, und die man einem Menschen übertragen kann, dessen entsprechende Zellen durch Blutkrebs – Leukämie – entartet sind und vernichtet werden müssen.

Stammzellen sind also in der Lage, diesen Eiweißstoff – die *Telomerase* – herzustellen, der die Lebensdauer der Zellen verlängert. Das Gleiche gilt für einige der Immunzellen. Und da wird es sehr interessant: Wir wissen inzwischen, dass wir die Möglichkeit haben, unser Immunsystem zu stärken, zum Beispiel durch körperliche Aktivität. Und siehe da – man hat nachgewiesen, dass sportliche Menschen höhere Mengen von Telomerase im Körper haben und ihre Zellen deshalb länger erneuerungsfähig bleiben.

Leider hört es aber da mit den Gewissheiten bereits weitgehend auf.

Was sonst so aus den Labors der Altersforscher dringt, ist eher vage oder mit dicken Fragezeichen versehen.

Was die Wissenschaft aber unbedingt beantworten will, ist die Frage, ob es neben der Telomerase nicht noch andere Substanzen gibt, die den Stoffwechsel der Zellen verbessern und dadurch die Zellalterung aufhalten können. Dabei helfen der Forschung Erkenntnisse, die man in den letzten Jahren über das Innenleben der Zellen gewonnen hat.

Um diese Gedankengänge und Experimente zu verstehen, müssen wir den Wissenschaftlern in die Labors und zu vielen kleinen Tieren folgen, deren Leben verlängert werden soll. Hier die neuesten Berichte:

Von Mäusen und Menschen

- Labormäuse leben länger, wenn man ihnen ausgesprochen wenig zu fressen gibt – jedenfalls leben sie länger als ihre Artgenossen, die sich satt essen dürfen.
- Mäuseleben kann man im Labor auch verlängern, wenn man die Tiere mit einer Substanz behandelt, die von Bakterien stammt, dem *Rapamycin*. Wir kennen das Mittel unter dem Namen *Sirolimus®,* das bisher zur Besänftigung des Immunsystems, zum Beispiel nach Organtransplantationen eingesetzt wird. Offenbar hilft es den Zellen, sich von Schadstoffen zu befreien.

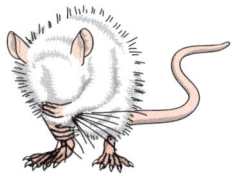

- Fadenwürmer und manche Fliegen leben länger, wenn man bei ihnen bestimmte Gene ausschaltet.
- Die Stimulierung besonderer Enzyme, die den Stoffwechsel von Zellen regulieren – sogenannte *Sirtuine* –, verlängert die Lebensspanne von Hefezellen in Laborkulturen. Diese Enzyme beeinflussen auch sonst alle möglichen Gewebe durch Stabilisierung der Zellstrukturen, vor allem dann, wenn man dem Organismus die Energiezufuhr gekürzt hat.

Ich will Ihnen all die anderen Berichte über Experimente mit Mäusen, Fliegen, Würmern, Hunden und auch mit kleinen Affen ersparen, die man in guter Absicht (und hoffentlich bei bester Behandlung der Tiere) unternommen hat, um uns, den Menschen, ein längeres und gesünderes Leben zu verschaffen. Denn natürlich versucht man, positive Ergebnisse aus dem Labor auch bei Menschen zu wiederholen. Bis jetzt gibt es dabei eben keine sicheren Erkenntnisse, weder durch diese Versuche noch durch die Erfindung von Medikamenten, die eine menschliche Zellalterung aufhalten oder sogar rückgängig machen sollen. Denn kaum dringen aus den Labors freudige Nachrichten: »Hurra, diesmal haben die Fadenwürmer viel länger gelebt!« –, so müssen die Wissenschaftler wenig später zugeben: »Zu dumm, aber beim Menschen hat das nichts gebracht.«

Altersforscher sind frustriert: Der Mensch ist keine Maus

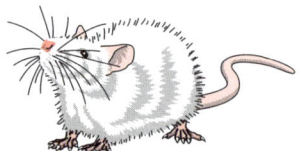

Und damit: Bedauerlich, aber die Anti-Aging-Versuche an Tieren lassen sich eben nicht so einfach auf den komplexen Körper des Menschen übertragen. Die Forschung mag dadurch zwar gewisse Hinweise erhalten, aber diese Hinweise sind noch längst nicht ausreichend bestätigt.[2])

Seufz: Arme Fliegen, arme Würmer, arme Mäuse.

Anti-Aging – was ist bewiesen?

Es gibt aber doch einige wichtige, in zahlreichen Studien belegte Erkenntnisse der Altersforschung:

- Unsere Lebenserwartung hängt in hohem Maße zunächst von unseren ererbten Genen ab. Langlebigkeit in der Familie ist ein positives Zeichen.
- Wahrscheinlich gibt es beim Menschen – im Gegensatz zum Fadenwurm – kein einzelnes Gen, das dem Körper eine gewisse Lebenszeit vorschreibt. Vielmehr scheint bei älteren Zellen der Reparaturdienst durch Gene, die nach jeder Zellteilung fehlerhafte Abschnitte ausbessern, nicht mehr richtig zu funktionieren. Aber dieser Mechanismus lässt sich beeinflussen: Je besser unser Immunsystem funktioniert, desto leichter kann der Körper defekte Zellen selbst aussortieren.
- Die Menge gealterter – also nicht mehr erneuerbarer – Zellen im Körper hat direkten Einfluss auf die Entstehung von Alterskrankheiten wie zum Beispiel Arteriosklerose, wobei es noch keine Mengennachweise für solche Zellen gibt.

- Der Verzicht auf zu üppiges, kalorienreiches Essen im Alter scheint unsere Lebenserwartung zu erhöhen.
- Körperliche Aktivität hat sich als optimaler Schutz vor Alterung herausgestellt. Und solange es noch keine sichere medikamentöse Behandlung gegen Alterungsprozesse gibt, bleibt das körperliche Training – zusammen mit richtiger Ernährung – unsere wichtigste und effektivste Möglichkeit, alterstypischen Gesundheitsproblemen zu entgehen.
- Und selbstverständlich beeinflussen die sozialen und wirtschaftlichen Umstände die Chance eines Menschen, länger und in guter Gesundheit zu leben. Wir wissen: Armut macht krank. Aber sie verkürzt auch das Leben.

So, vorerst soll das genug der wissenschaftlichen Altersforschung sein. Altern ist schließlich keine Krankheit. Gibt es Fragen?

— *Ja. Im Internet und in den Apotheken werden doch ganz viele Anti-Aging-Mittel angeboten …*
Jede Menge, ich weiß. Zum Beispiel *Nicotinamidmononucleotid*, das sogenannte NAD oder NMN, ein Verwandter von Vitamin B3, das die Sauerstoffaufnahme der Zellen verbessern soll. Oder Substanzen, die angeblich die *Sirtuine* unterstützen. Angeblich. Billig ist das alles nicht.

— *Und wirken diese Mittel tatsächlich?*
Es sind keine Medikamente, sondern Nahrungsergänzungsmittel. Die Hersteller brauchen daher die Wirksamkeit nicht nachzuweisen und können mehr oder weniger versprechen, was sie wollen. Wie oben erwähnt, haben manche Substan-

zen unter Laborbedingungen einen gewissen positiven Einfluss auf die Langlebigkeit von Tieren gezeigt. Leider konnte man aber in großen klinischen Studien an Menschen bisher keine vor Alterung schützenden Eigenschaften beweisen.

Übrigens: *Sirtuine,* die den Zellstoffwechsel anregen sollen, sind in größerer Menge in Johannisbeeren, Brombeeren, Himbeeren, Trauben, aber auch in roten Zwiebeln, in Ingwer und in Rotwein enthalten.

Ein anderes Mittel, das derzeit genauer auf seine Anti-Aging-Möglichkeiten untersucht wird, ist das ursprünglich nur gegen Diabetes eingesetzte Medikament *Metformin.* Es erscheint den Altersforschern als vielversprechend, weil es auch bei Menschen ohne Diabetes Entzündungsprozesse im Körper bekämpft und positiv bei Herz- und bei Krebskrankheiten wirkt. Es werden inzwischen internationale große Studien durchgeführt, die klären sollen, ob das Mittel auch als Altersbremse wirkt. Doch bislang haben wir auch da noch keine sicheren positiven Ergebnisse.

— *Schade. Wenn es schon keine Medikamente gegen Altersprobleme gibt, was kann man denn sonst tun?*
Sie meinen, was mir als Erstes einfällt, wenn es darum geht, ein langes, gesundes Leben genießen zu können?

— *Genau.*
Ich glaube, beweglich bleiben, körperlich wie geistig, ist das Geheimnis. Aber Geduld. Über diese Themen werden wir uns in diesem Buch gemeinsam noch viele Gedanken machen.

Kapitel 3

Erfolgreich Älterwerden I: Stärken Sie Ihr Selbstbewusstsein

Vielleicht sind Sie erstaunt, wenn ich auf unserer Suche nach dem Geheimnis des Jungbleibens zunächst auf soziale und seelische Befindlichkeiten verweise. Es ist aber tatsächlich wohl so, dass das *Bewusstsein* eines Menschen, die Einstellung, die er – oder sie – zum Leben, zur eigenen Person und natürlich auch zu anderen Menschen hat, eine ganz bedeutende Rolle spielt. Dieser Blick auf uns selbst ist deshalb so wichtig, weil er nicht nur unsere Lust – oder Unlust – am Leben steuert, sondern weil er auch das körperliche Wohlbefinden, die Art, wie unser Herz, die Durchblutung aller Organe und unser Immunsystem funktionieren, entscheidend beeinflusst. Die Wissenschaft der *Psychosomatik* hat uns gelehrt, dass Seele und Körper eins sind, und dass uns eine optimistische Einstellung hilft gesund zu bleiben – und dadurch das Altern zu verzögern.

Ob ein Mensch ein starkes oder schwaches Selbstbewusstsein hat, ein Grundvertrauen zum Leben, entscheidet sich oft schon in der Kindheit. Ich werde meiner Mutter immer dankbar sein, denn sie hat uns, meinem Bruder und mir, von Anfang an das Gefühl gegeben, unser Leben einmal meistern zu können. »Ihr seid tolle Kinder, ihr macht das schon …« sagte sie oft, auch wenn wir wieder einmal Dummheiten begangen hatten. Ein Satz, der uns auch in späteren Jahren sicher geholfen hat.

Es ist zweifellos ein großes Glück, wenn Kinder und Jugendliche vom Elternhaus, von ihren Lehrern und von ihrer Umgebung nicht verunsichert, sondern immer wieder er-

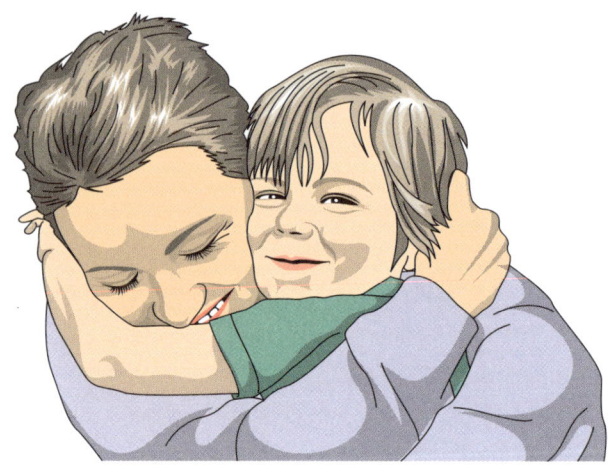

mutigt werden. Gerade in den Jahren, in denen sie sich mit Zweifeln, mit Versagensängsten und dem Noch-nicht-wissen-wer-man-ist auseinandersetzen, brauchen junge Menschen Bestätigung und die Unterstützung bei der Entwicklung ihrer Persönlichkeit.

Aber auch wenn man als Jugendlicher noch mit vielen Fragezeichen und Unsicherheiten zu kämpfen hatte, kann später ein Beruf, den man liebt und in dem man erfolgreich ist, oder eine erfüllende Liebesbeziehung oder ein toller Freundeskreis innere Sicherheit und das Gefühl geben: Ich gehöre dazu, *ich bin jemand*.

> Das Streben nach Jugend hat uns blind gemacht für die Möglichkeiten des Alters.
> – die Soziologin Betty Friedan[3].

Selbstbewusstsein – nicht Selbstüberschätzung, sondern das Erkennen der eigenen Begabungen und Bedürfnisse sowie die Überzeugung, für sich und andere etwas bewirken zu können – ist aber auch im höheren Alter nötig. Gerade wenn die Lebensumstände sich ändern und dadurch andere Unsicherheiten auf uns zukommen, bildet es eine wichtige Kraftquelle.

Wer bin ich?

Deshalb sollten wir vielleicht zunächst überlegen, ob wir die Situation, in die uns das bisherige Leben geführt hat, als glücklich oder zumindest zufriedenstellend empfinden. Oder ob die Vorstellungen und Träume, die wir einmal hatten, von der Zeit und den Umständen verschlungen wurden. Oft bedarf es ja nur einer kleinen Kursänderung, um uns glücklicher zu machen; manchmal ist allerdings ein rigoroses Umdenken und Umlenken nötig, damit wir nicht in Gewohnheiten und Gleichgültigkeit versinken, wenn eigentlich der Zeitpunkt gekommen wäre, die Weichen für die nächsten 20 oder 25 Jahre zu stellen. Ich möchte in diesem Zusammenhang – ausnahmsweise – einen kleinen Abschnitt aus einem meiner früheren Bücher zitieren. Es ist natürlich nur ein Spiel, allerdings eines mit einem doch ernsten Hintergrund:

- Ich, Renate Rentenfrau / Peter Pensionär, bin gerade 64 Jahre alt geworden. Ich fühle mich wie (bitte ankreuzen)
  - ☐ 50 ☐ 70 ☐ 100 Jahre
  - ☐ 64 ☐ 80

Haben Sie »80« oder gar »100« angestrichen? Dann geht es Ihnen entweder körperlich schlecht, oder Sie führen ein Sklavendasein zwischen zu anspruchsvollen Familienmitgliedern, oder Sie brauchen erst einmal Urlaub und dann einen geistigen Schubs, eine Vision sozusagen, um aus Ihrer Passivität und Lethargie herauszukommen.

- Nächster Punkt. In den nächsten 20 Jahren meines Lebens möchte ich:
  - ☐ meine Ruhe haben
  - ☐ täglich zum Angeln gehen
  - ☐ nie mehr kochen müssen
  - ☐ mit meinen Freundinnen / Freunden eine Wohngemeinschaft gründen
  - ☐ einfach weiterleben wie bisher
  - ☐ jede Menge Geld haben
  - ☐ viel ins Theater gehen
  - ☐ etwas ganz Neues machen

Egal, was Sie hier angestrichen haben, vergessen Sie's. Mit einer Ausnahme: *Ich möchte etwas ganz Neues machen.* Das ist es. Das ist der Königsweg in einen unruhigen, herrlich aufregenden »Ruhestand«.

- Weiter. Wenn ich ehrlich bin, interessiere ich mich für:
  - ☐ gar nichts
  - ☐ den ›Tatort‹ im Fernsehen
  - ☐ meine Familie
  - ☐ Sex
  - ☐ meine Wohnung putzen
  - ☐ andere Länder
  - ☐ Bücher
  - ☐ Musik
  - ☐ Essen
  - ☐ Karneval
  - ☐ Autorennen

- ☐ asiatischen Kampfsport
- ☐ Hundezucht
- ☐ Kunstgeschichte
- ☐ Bauchtanz
- ☐ Facebook
- ☐ ……………………………
  (bitte ergänzen)

Wir kommen der Sache schon näher. Jetzt gilt es, die Interessen in Taten umzusetzen.

◆ Nächster Schritt. Zur Verwirklichung meiner Ideen berate ich mich mit:
- ☐ meinem Partner / meiner Partnerin
- ☐ meiner Familie
- ☐ auf keinen Fall mit meiner Familie
- ☐ meinen Freundinnen / Freunden
- ☐ dem Arbeitsamt
- ☐ unserem Pfarrer
- ☐ der Sekretärin der Volkshochschule
- ☐ einer Klavierlehrerin
- ☐ niemandem

»Mit niemandem« ist schlecht. Es bedeutet nämlich, dass wohl etwas mit Ihrer Kommunikationsfähigkeit nicht stimmt. Mit anderen Worten, Sie sollten jetzt als Erstes Ihre Beziehungen zu anderen Menschen überdenken und, wenn nötig, ankurbeln.

Ende des Spiels.

— *Lustig. Was hätten Sie denn angestrichen?*
Ich? Bei den Interessen Medizin. Außerdem Musik, Bücher, Hunde, Katzen …

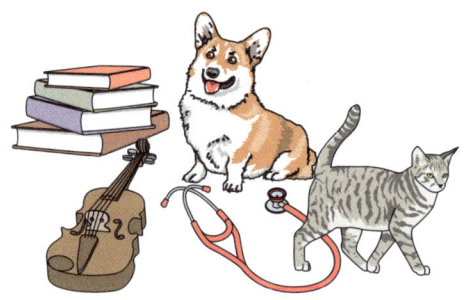

— Reicht schon.
Aber Sie verstehen, worauf ich hinauswill. Man sollte eine Bestandsaufnahme machen, von den Wünschen, Interessen, Vorlieben, die vielleicht bisher zu kurz gekommen sind, mit anderen Worten: »Ich selbst« werden. In einem Lebensabschnitt, in dem wohl nicht mehr Routine und Verpflichtungen den Alltag bestimmen, hat man Zeit, sich darauf zu besinnen, wer man ist und was einem im Leben viel bedeutet. Manche Menschen haben das Glück, schon ganz früh sie selbst sein zu dürfen, andere müssen sich diesen Luxus erst erkämpfen – oder lange darauf warten.

Der Königsweg in ein längeres Leben

Wir sollten, sagen die Altersforscher, die relativ lange Zeit, die uns durch die höhere Lebenserwartung geschenkt wird, auch mit Leben füllen. Wir sollten diese Zeit nutzen, um die Suche nach Wissen und einem tieferen Verständnis der Welt fortzusetzen. Jugendlichkeit und Zufriedenheit älterer Menschen scheinen in einem hohen Maß von ihrer Bereitschaft abzuhängen, ein aktives Leben zu führen und Perspektiven für die eigene Zukunft – ja, für die Zukunft! – zu entwerfen. Mit anderen Worten: Es bleibt uns eigentlich gar nichts anderes übrig, als uns in diesem Sinne anzustrengen.

Am zufriedensten scheinen die Menschen zu sein, die sich im Rentenalter in den Dienst anderer stellen. Der Ingenieur, der jetzt Schülern jeder sozialen Schicht Nachhilfe in Mathematik gibt. Die Weitgereiste, die in Flüchtlingsunterkünften mithilft. Die ehemalige Krankenschwester, die dringend in einem Corona-Impfzentrum gebraucht wird. Oder der Klarinettist, der mit zwei anderen Musikern eine kleine Band gegründet hat, die in Altenheimen spielt und die Bewohner dort begeistert.

— *Kann man denn nicht einfach so weiterleben wie bisher?*
Selbstverständlich kann man das. Vor allem, wenn man einen Beruf hat, den man liebt und den man nach wie vor ausüben kann. Dazu genügend Möglichkeiten, sich für die Welt und die Menschen um einen herum zu interessieren. Auch die Rolle von Großmutter oder Großvater, die sich intensiv um ihre Enkel kümmern, kann überaus befriedigend sein. Ich kenne einige Leute, die in den höchsten Tönen über Großeltern sprechen, die sie in ihrer Kindheit oft betreut haben und ihnen durch interessante Geschichten einen ersten Begriff von der Welt gaben. (Dazu fallen mir auch die Memoiren von *Barack Obama* ein, der eine ganz wunderbare Großmutter beschreibt, die ihn auf Hawaii liebevoll aufgezogen und wohl stark geprägt hat.)

— *Glauben Sie nicht, dass viele Leute Angst vor dem Älterwerden haben?*
Ja, sicher. Vor allem, wenn sie mit zu wenig Geld auskommen müssen und deshalb womöglich bald ihre Miete nicht mehr bezahlen können. Und natürlich ist die Vorstellung, eines Tages vielleicht gebrechlich und auf die Hilfe anderer angewiesen zu sein, für jeden Menschen bedrückend.

Die wichtigste Eigenschaft beim Älterwerden: Mutig sein

Mutig sein – das sagt sich so leicht, ich weiß. Aber wahrscheinlich besitzen wir alle mehr Mut, als wir ahnen. Vor allem, wenn wir uns mit den Realitäten anfreunden und auch mit den Ängsten, die uns vielleicht jetzt, da wir nicht mehr jung sind, häufiger überfallen.

Ein Beispiel: Haben Sie manchmal das Gefühl, nicht mehr, wie bisher, normal schnell denken und sich Namen oder andere Dinge auf Anhieb merken zu können? Oder müssen Sie ständig verlegte Schlüssel und Brillen suchen? Nein, keine Sorge – das sind *nicht* erste Anzeichen der Alzheimer Krankheit, sondern es handelt sich um eine normale Entwicklung beim Älterwerden. Die Wissenschaft sagt, dass dieser Prozess ganz langsam schon in unseren Zwanziger- und Dreißigerjahren beginnt. Dabei nehmen die grauen Zellen mit der Zeit zwar zahlenmäßig etwas ab, aber der Rest funktioniert auch weiterhin hervorragend und Sie können durchaus noch zulegen, was Lernfähigkeit, Kombinationsgabe und Fantasie be-

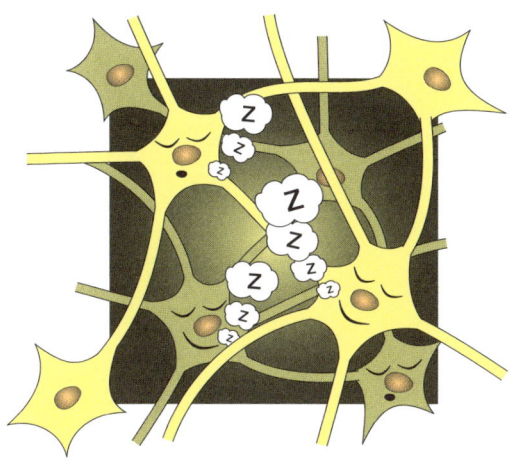

trifft. Nur dauert die Kommunikation *zwischen* den Zellen – und dadurch alles Denken und Erinnern – jetzt ein wenig länger, und es bedarf einer größeren Anstrengung, um neue Informationen abzuspeichern. Und deshalb: nur Mut.

Man kann übrigens eine ganze Menge tun, damit Gehirnzellen nicht gemütlich vor sich hindösen, sondern wach und aufmerksam bleiben. (Ganz viele Anregungen dazu finden Sie in Kapitel 6, ab Seite 85.)

Anderes Beispiel: Der Chef spricht in letzter Zeit auffallend oft von »Personal einsparen« und »… bald keine Wahl mehr …«. Sie merken, er steht unter Druck und weiß, dass er einigen Mitarbeitern kündigen muss. Betriebsbedingt. Oder dass er sie nur noch in Altersteilzeit beschäftigen kann. Und dann trifft es ausgerechnet Sie. Eine Katastrophe. Denn Sie ahnen, dass man auf dem

Graue Zellen wollen auch im Alter lernen

Arbeitsamt den Kopf schütteln und etwas von »in Ihrem Alter ...« und »eigentlich nicht mehr vermittelbar ...« murmeln wird. Und so ist es dahin, das Selbstwertgefühl. Das Ansehen in der Familie, das sichere Einkommen, Gran Canaria im September, die netten Kollegen in der Firma: alles weg.

Noch immer Vorurteile

Die Psychologie-Professorin *Ulrike Fasbender* forscht an der Uni Gießen viel über Altersdiskriminierung, wobei sie – halten Sie sich fest! – unter »älteren Personen« schon solche über 45 oder 50 versteht. Sie hat herausgefunden, dass sich diese Benachteiligung vor allem im Beruf und bei der Suche nach einem neuen Job bemerkbar macht. Sie spricht von Vorurteilen gegenüber älteren Gruppen und davon, dass diese als »weniger produktiv und häufiger krank« gelten, dass sie sich angeblich weniger mit Technologie auskennen und insgesamt weniger kompetent seien. Grundsätzlich zweifle man an den kognitiven Fähigkeiten dieser Menschen. All diese Vorurteile seien erwiesenermaßen aber nicht wahr. Im Gegenteil: Es gäbe Studien, die zeigen, dass ältere Menschen Veränderungen in Unternehmen generell offen gegenüberstehen und durchaus motiviert sind, sich weiterzubilden.

Das Problem sei allerdings, meint die Wissenschaftlerin, dass ältere Mitarbeiterinnen und Mitarbeiter oft dazu neigen, die negative Bewertung für sich selbst zu übernehmen und sich dadurch in Bezug auf ihr Selbstbewusstsein und ihre berufliche Selbstwirksamkeit in Frage stellen. Als Folge teilen sie ihre wichtigen Erfahrungen weniger mit jüngeren Kollegen, und den Unternehmen ginge dadurch wertvolles Wissen verloren.[4]

Was tun?

Es gibt in so einer Situation eigentlich nur eine Haltung: Jetzt erst recht. Sie brauchen nach einer Kündigung – während Sie sich wegen Ihrer Rechte und finanziellen Ansprüche beraten lassen – neue Gedanken und neue Ziele. Und statt Selbstmitleid die befreiende Erkenntnis, noch einmal etwas völlig anderes mit Ihrem Leben anfangen zu können.

Also: Mit Papier und Bleistift hinsetzen und alles aufschreiben, was Sie wirklich interessiert. Oder in die nächstgelegene Volkshochschule gehen und die vielen Kursangebote studieren (mehr dazu in Kapitel 6, ab Seite 91).

– Sie haben gut reden. Haben Sie denn eine Ahnung, was es bedeutet, plötzlich aus dem gesicherten Alltag geworfen zu werden?

Wichtig im Alter: Mut zu einem Neuanfang

Habe ich. Weil ich es selbst erlebt habe.

Ich hatte in München eine internistische Hausarztpraxis. Kurz bevor ich 68 Jahre alt wurde, bekam ich die Nachricht, dass es in unserem Gesundheitssystem eine neue Bestimmung gab, nach der man ab diesem Alter keine Kassenpatienten mehr behandeln durfte. Das war natürlich ein Schock. Eine Praxis nur für Privatpatienten wollte ich nicht führen, also habe ich die Praxis abgegeben, wohl wissend, dass ich dadurch in ein gewaltiges seelisches Loch fallen würde.

– Und? Wie sind Sie da wieder herausgekommen?

Ich habe mich darauf besonnen, dass es mir immer wichtig war, »sprechende Medizin« zu betreiben. Ich wollte meinen Patienten genau erklären, was bei ihnen nicht stimmte und warum ich ihnen diese oder jene Behandlung empfahl. Ich empfand es auch als sehr wichtig, herauszufinden, in welcher seelischen und sozialen Situation sie sich befanden. Und dann waren es eben diese Patienten, die mich lehrten, auch komplizierte medizinische Fakten so darzustellen, dass sie sie verstehen konnten. Ich gebe zu, dass ich das am Anfang erst lernen musste. Ich erinnere mich nämlich noch sehr genau, wie sie mich oft mit großen Augen anschauten, wenn ich wieder einmal in den typischen Universitäts-Mediziner-Sprech verfiel. Man konnte direkt zusehen, wie meine klugen Erklärungen bei ihnen zum einen Ohr hinein- und beim anderen wieder hinausflogen.

Aber die deutsche Sprache ist ja wunderbar reich, sodass man mit ihr auch sehr komplexe Dinge wie den menschlichen Körper erklären kann. So – und nach dieser mehr oder weniger freiwilligen Lektion habe ich dann angefangen, medizinische Bücher für normale Menschen, für Patienten und ihre Angehörigen zu schreiben, zum Beispiel über das Herz oder zuletzt über unser erstaunliches Immunsystem. Das war wie ein neuer Beruf – und er bedeutet mir bis heute unheimlich viel.

(Die Bestimmung, dass man ab 68 Jahren keine Kassenpatienten mehr behandeln darf, wurde übrigens längst wieder aufgehoben …)

Wer war ich gestern und wer werde ich morgen sein?

Das Bild vom älteren und alten Menschen hat sich glücklicherweise gewaltig verändert. Fast niemand glaubt mehr, dass das Alter automatischen Stillstand und Festkrallen am Hergebrachten bedeutet. Auch wenn wir manchmal Probleme mit unserem Computer haben, die jede 12-Jährige locker lösen kann. Auch wenn wir uns nicht immer begeistert in die sozialen Medien stürzen und twittern, was das Zeug hält. Selbst skeptische Soziologen geben zu, dass so mancher Rentner im Denken frecher und im Handeln unkonventioneller ist als viele Jüngere. Ja, wir müssen Verluste hinnehmen. Körperliche, wenn das Herz nicht mehr so zuverlässig schlägt oder die Kniegelenke schmerzen, und emotionale, wenn Freunde oder womöglich Familienangehörige sterben. Aber wir haben auch Vorteile. Einer davon ist, *Zeit zu haben* und die Freiheit, diese Zeit zu nutzen. Selbst in all den Wochen und Monaten, in denen das öffentliche Leben durch die Corona-Pandemie eingeschränkt war, Reisen und Begegnungen mit anderen Menschen nicht stattfinden konnten, haben viele von uns neue Interessen und ein neues Gefühl für die eigenen Möglichkeiten bekommen. Von fantasievoll kochen bis Puppen basteln bis griechische Geschichte – es stehen uns mehr Chancen offen, als wir zunächst ahnen. (Das mit der griechisch-hellenistischen Geschichte hat mir eine Freundin geschildert, die während des Lockdowns durch Videovorträge eine solche Begeisterung für das antike Griechenland und seine Kultur entwickelt hat, dass sie sich demnächst vor

Ort auf diese alten Spuren begeben will.) Und natürlich verändern wir uns mit jeder neuen Information, mit jedem neuen Gedanken, vor allem aber mit neuen Gefühlen und dem Bewusstsein, lebendig zu sein und an unserer Welt teilnehmen zu können. Und da ist es: das Selbstbewusstsein, das Sie brauchen, um jung zu bleiben.

Kapitel 4

Erfolgreich Älterwerden II: Sag mir, was du isst – und ich sage dir, wie alt du wirst

Nachdem wir unseren Geist etwas aufgemöbelt haben, kommen wir nun zur anderen Seite des Jungbleibens: zu unserem Körper. Eigentlich müssten wir uns ja spätestens nach dem 30. Lebensjahr darüber Gedanken machen – und dann aber auch entsprechend handeln –, um uns das Altern eines Tages so angenehm wie möglich zu machen.

Das haben Sie leider versäumt?

Glücklicherweise ist es dafür nie zu spät. Auch wenn Sie sich erst mit 70 darauf besinnen, jetzt endlich die schlimmsten Sünden wider Ihre Gesundheit abzustellen, dann mag zwar schon einiges für immer kaputt sein, aber der Rest Ihres Körpers freut sich, wenn Sie endlich nicht mehr rauchen, sich nicht mehr vorwiegend ungesund ernähren und ab sofort täglich eine halbe Stunde Sport treiben oder wenigstens spazieren gehen. Und freuen heißt: Ihre Organe werden besser durchblutet – vor allem das Gehirn –, ihre Muskeln legen wieder zu und Ihr Immunsystem besinnt sich auf seine vielen wichtigen Aufgaben.

Wenn wir unseren Körper für ein gesundes Alter fit machen wollen, dann geht es vor allem um die »Fünf Säulen der Jugendlichkeit«: Feste Knochen – geschmeidige Gelenke – starke Muskeln – elastische Blutgefäße – wache Gehirnzellen. Außerdem hat die Forschung in den letzten Jahren noch einige wichtige Gefährdungen des Körpers beim Älterwerden erkannt.

Es geht zum einen um das Vermeiden von Stürzen, die nur allzu oft böse Folgen haben. Es geht um das Problem der

Sarkopenie, der allgemeinen Abnahme von Muskulatur, die fast immer den Anfang der Gebrechlichkeit bedeutet, sowie um das schwächer werdende Immunsystem, das uns anfällig macht, zum Beispiel für Grippe, für Gürtelrose, aber auch für Krebskrankheiten (siehe Kap. 5, Seite 75 ff.). Am intensivsten hat die Wissenschaft ein Phänomen erforscht, das wir lange Zeit für harmlos hielten. Wie sich herausstellte ist es jedoch für wesentliche Einschränkungen von Lebenserwartung und Lebensqualität verantwortlich: das Übergewicht.

Über all diese Probleme wollen wir uns Gedanken machen. Aber zunächst einmal zu einem Thema, das in seiner ganzen Bedeutung weder von Jüngeren noch von den Älteren so richtig wahrgenommen wird: Welche Nahrung bieten wir unserem Körper an, um ihn zu stärken und seine Billionen von Zellen mit Energie zu versorgen – und ihm dabei möglichst wenig Schadstoffe zuzuführen? Und sind wir uns bewusst, dass die Lust am Essen nicht nur dem Körper, sondern auch der Seele zugutekommt?

Wir brauchen also nicht nur eine gesunde Ernährung, sondern eine, die unsere Sinne streichelt.

Die richtige Ernährung für meinen Körper

Es mag etwas übertrieben klingen, aber tatsächlich ist das, was wir essen, ein ganz wichtiges Instrument zur Verhinderung von Alterskrankheiten. Dabei müssen wir Entscheidungen treffen. Zunächst über die Frage, ob wir den so vielfältigen Verlockungen einer ziemlich skrupellosen Nahrungsmittelindustrie widerstehen wollen. Oder ob wir uns von den bunten Bildern in den Supermärkten, den fröhlichen Kindern, den harmonischen Familien, den Sportidolen und glücklichen Kühen im Fernsehen überzeugen lassen, dass all diese Pizzas, Chips und Fertiggerichte nicht nur praktisch und billig sind, sondern dass sie uns auch glücklicher machen werden.

Leider, so sagen die Experten, sind wir nämlich immer öfter bereit, statt frischer Gemüse aus der Region, statt Obst der jeweiligen Jahreszeit, statt vitaminhaltiger Salate und hochwertiger lokaler Vollwertprodukte Lebensmittel aus den Industrielaboren zu kaufen, die unseren Körper und vor allem das Immunsystem mit ihrer vielen Chemie, den Konservierungsstoffen, Geschmacksverstärkern und künstlichen Aromen belasten. Ganz zu schweigen von den eher minderwertigen Ausgangsstoffen und dem Zuviel an Fett, Zucker und / oder Salz.

— *Seien Sie nicht so streng. Immerhin schmeckt das Zeug doch ganz gut.*
Das sagen Sie, weil Ihr Geschmackssinn offenbar von diesem »Zeug« geprägt wurde. Wenn man Kindern heute (hat man

übrigens als Experiment gemacht) einen industriellen Erdbeerjoghurt und einen Naturjoghurt mit echten Erdbeeren zum Vergleich vorsetzt, dann ist die Chance groß, dass sie den künstlichen als »besser schmeckend«, »natürlicher« und »frischer« bezeichnen.

So weit, so traurig – aber jetzt zurück zum Thema.

— *Na gut. Was schlagen Sie denn als optimale Ernährung vor?* Dazu komme ich gleich. Noch ein kleiner Abstecher in unseren fantastischen Körper, zum besseren Verständnis der Vorgänge, die dort von unserer Nahrung so stark beeinflusst werden.

In jeder Zelle des Körpers finden Stoffwechselvorgänge statt, das heißt, die Zelle verwandelt in ihren kleinen Kraftwerken, den *Mitochondrien,* die zugeführten Nährstoffe in Energie. Dabei fallen Abfallprodukte an, die sogenannten *freien Radikale,* ein ziemlich aggressiver Müll, der die Zelle schädigt, sie bei der Sauerstoffaufnahme behindert und zum vorzeitigen Absterben bringt. Je mehr die Nahrung, die ein Mensch zu sich nimmt, mit Chemie belastet ist und je stärker der Körper Umweltgiften ausgesetzt ist, desto größer wird die Zahl der freien Radikale und desto schwieriger ist es für die Zellen, sich davon zu befreien.

Glücklicherweise haben wir die Möglichkeit, unseren Zellen dabei zu helfen, sie sozusagen zu »entrümpeln«, und zwar durch unsere Ernährung. Frische Gemüse, Salate, Obst, Nüsse und hochwertige Pflanzenöle enthalten Stoffe, die besonders gut als »Antioxidanzien«, also als Radikalenfänger, wirken. Es handelt sich um Vitamine und vor allem um die sogenannten sekundären Pflanzenstoffe – *Flavonoide, Lyko-*

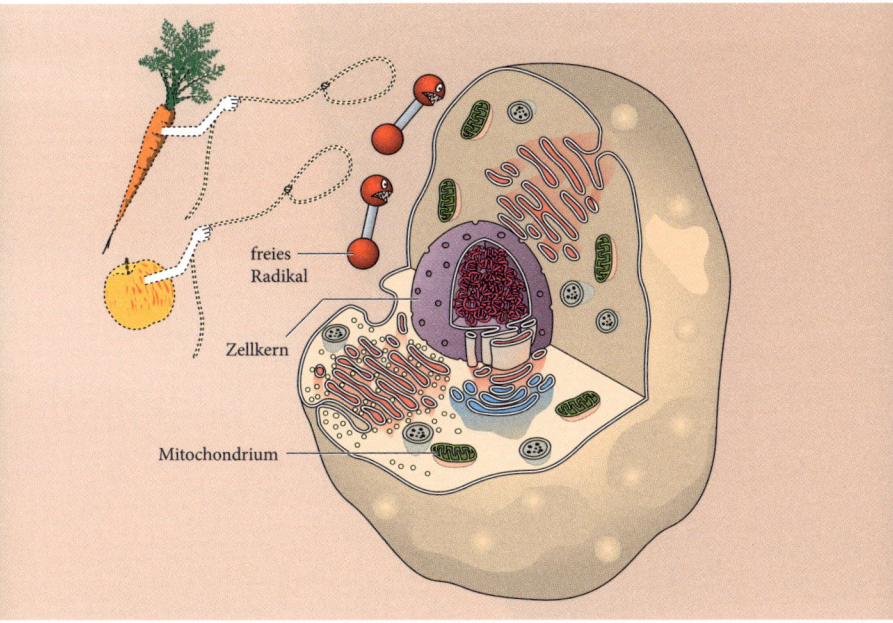

Freie Radikale heißen die Abfallprodukte des Zellstoffwechsels. Gesunde Ernährung mit Obst und Gemüse hilft den Zellen, sich von dem Müll zu befreien.

pene, *Beta-Carotin, Phenolsäuren* usw. Gerade diese Substanzen, die nur im frischen Obst und Gemüse, aber leider nicht in den Vitaminpräparaten aus Apotheken und Drogerien vorkommen, helfen, die Zellen jung zu erhalten. Wohlgemerkt: alle Zellen, besonders aber die des **Immunsystems,** das uns ja vor den typischen Alterskrankheiten wie Grippe, Krebs oder Gürtelrose bewahren soll.

Diese Stoffe sind wichtig für Ihr Immunsystem
- Vitamin A
  Enthalten in roten und gelben Gemüsen (Karotten!), Fisch- und Pflanzenölen, Leber, Milch und Milchprodukten
- Vitamin C
  Enthalten in fast allen Gemüse- und Obstarten, besonders in Zitrusfrüchten, Kiwis, Paprika, Brokkoli, Kartoffeln
- Vitamin E
  Enthalten in Pflanzenölen (vor allem Weizenkeim- und Olivenöl), Vollkorn, Nüssen, Paprika, Milch, Fisch
- Vitamin B 6
  Enthalten in Sojabohnen, Walnüssen, Vollwertgetreide, Hülsenfrüchten, Fisch
- Vitamin B 12
  Enthalten in Milch, Käse, Eiern, Fleisch, Leber, Fisch
- Selen und Zink
  Enthalten in Vollkornprodukten, Avocados, Fleisch, Meeresfrüchten (Zink), Eiern

Wir brauchen für die Festigkeit der Knochen beim Älterwerden genügend Kalzium in der Nahrung, weil unser Skelett, genau wie andere Organe, ständig erneuert werden muss. Darauf kommen wir in Kapitel 5, ab Seite 70, noch ausführlicher zu sprechen. Hier nur so viel: Unsere tägliche Kalzium-Dosis, die wir mit der Nahrung aufnehmen, sollte ca. 1000 mg betragen – und am einfachsten erreichen wir das mit Milchprodukten wie (Hart-)Käse, bestimmten Gemüsesorten (z. B. Brokkoli) oder kalziumreichem Mineralwasser. (Eine Tabelle mit dem Kalziumgehalt einiger Nahrungsmittel finden Sie im Anhang, Seite 151.)

Wir wissen, dass unsere Blutgefäße, vor allem die Arterien (und damit auch alle Organe, vor allem Herz und Gehirn) durch Ablagerungen – die sogenannte *Arteriosklerose* – gefährdet sind. Daher ist es wichtig, dass wir auf zu viel tierisches Fett – Cholesterin – verzichten, also auf viel rotes (fettes) Fleisch, Wurst, Räucherwaren, Butter und Sahne. Und statt mit Butter mit Pflanzenölen – z. B. Olivenöl oder Rapsöl – kochen. Man kann dadurch nicht in jedem Fall einen hohen Cholesterinwert verhindern, da viele Menschen aufgrund einer genetischen Veranlagung die zu großen Mengen selbst in der Leber erzeugen. Trotzdem hilft eine cholesterinarme Kost, selbst wenn man zusätzlich Medikamente einnehmen muss.

Altersforscher haben ferner festgestellt, dass die Gebrechlichkeit alter Menschen, der Schwund der Muskulatur, oft nicht nur mit mangelndem körperlichem Training, sondern auch mit einer unzureichenden Eiweißzufuhr zu tun hat. Vor allem, so die Wissenschaftler, bräuchten die Menschen neben einem konsequenten Training auch mehr hochwertiges Eiweiß, wie es in magerem Fleisch, Fisch oder notfalls auch Eiern enthalten ist. Deswegen wird älteren Leuten empfohlen, auf eine eiweißreiche Kost zu achten.

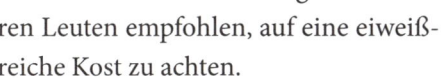

Und so sieht gesunde Ernährung aus:

- Frische Produkte, möglichst aus der Region und schonend zubereitet
- Milchprodukte wie Joghurt und Käse (eventuell auch in Magerstufe)
- Viele Vitamine und Ballaststoffe, also Gemüse, Salate und Obst, möglichst aus biologischem Anbau
- Viele Getreideprodukte, möglichst aus vollem Korn, Reis und Hülsenfrüchte
- Wenig »rotes« Fleisch (Schwein, Rind, Lamm), mehr Fisch und Geflügel
- Wenig verarbeitetes Fleisch wie Räucherwaren, Wurst etc.
- Wenig tierische Fette wie Speck, Schmalz, Butter, Sahne (Ausnahme: fetter Fisch, z. B. Lachs oder Makrele)
- Wenig Zucker, Torten, Schokolade und andere Süßigkeiten
- Genügend Flüssigkeit: mindestens eineinhalb Liter (Mineral-) Wasser oder Kräutertees etc., keine zuckerhaltigen Limonaden oder Colas, reine Obstsäfte nur mit Wasser verdünnt
- Wenig Alkohol: nicht mehr als ein bis zwei Gläser Wein oder ein halber Liter Bier pro Tag
- Kaffee, schwarzer Tee in Maßen

Daraus lassen sich wunderbare Mahlzeiten herstellen – vorausgesetzt, dass Sie oder jemand in der Familie tatsächlich regelmäßig kocht.

— *Kochen Sie denn gerne?*
Ja, sehr gerne. Keine so raffinierten 3-Sterne-Küchen-Gerichte, sondern relativ einfach, Huhn mit Zitronensauce, Gemüserisotto, solche Sachen. Aber ich liebe es eben auch, mit Familie oder Freunden einen Abend lang am Tisch zu sitzen, zu essen, zu reden und gegenseitige Sympathie zu spüren.

— *Was esse ich, wenn ich Vegetarier bin?*
Vegetarisch ist überhaupt kein Problem. Was anderes wäre eine vegane Ernährung, die nicht nur große Lücken bei der Vitaminversorgung hat, sondern auch Defizite beim so wichtigen Kalzium- und Eiweißbedarf. Veganer, so sie nicht auf ihre alten Tage wieder normal oder vegetarisch essen wollen, sollten sich deshalb unbedingt von Ärzten beraten lassen, die in Geriatrie – der Altersmedizin – ausgebildet sind.

Übrigens: Es gibt inzwischen immer mehr Lebensmittel, die Fleisch mithilfe von pflanzlichen Mitteln, also Soja, Erbsen, Getreide etc. imitieren. Man sollte allerdings die Zutatenliste genau anschauen. Die Fleischersatz-Produkte sind hoch verarbeitet, das heißt, damit sie wie Fleisch aussehen und schmecken, bedarf es vieler Zusatzstoffe. Die Stiftung Warentest fand in einigen untersuchten »Veggie-Burgern« mehrere Schadstoffe, darunter sogar Mineralölrückstände (!).

Vergessen Sie nicht, genügend zu trinken!

Schlank bleiben – schlank werden: Wie macht man das?

Tut mir leid. Ich weiß, man soll und kann sich wohlfühlen in seinem Körper, egal, ob man jünger, älter, ein wenig dicker oder dünner ist. Und es stimmt ja auch, dass ein gewisses Übergewicht nicht schadet. Schon heute aber ist bei uns und in anderen Industrieländern die Hälfte aller Menschen deutlich zu dick – mit zunehmender Tendenz. Oft fängt es bereits bei den Kindern an, die dann ihre überflüssigen Pfunde ins Erwachsenenalter mitschleppen und nicht mehr loswerden. Das ist nicht nur eine Folge von erblicher Veranlagung, sondern von Bewegungsmangel und vor allem von dieser Industrienahrung, die sich wie eine Krake in die Küchen und Esszimmer der Menschen hineingedrängt hat. Wer Kinder früh auf diese Weise ernährt, darf sich nicht wundern, wenn dadurch ihr Geschmacks- und Sättigungsempfinden von all den künstlichen Aromen und dem Fett und Zucker geprägt wird, und wenn ihnen frische Kost, Salate, Obst und Gemüse jetzt und auch später nicht mehr schmecken.

Aber selbst diejenigen unter uns, die sportlich und schlank ihr Erwachsenenalter erreichen, sind gefährdet, wenn sich ab 40 oder 45 Jahren der Stoffwechsel verlangsamt und der Energiebedarf dadurch abnimmt. Das bedeutet, dass man (sofern man nicht regelmäßig intensiv Sport betreibt) seine Essgewohnheiten, also die Kalorienzufuhr, ab diesem Zeitpunkt etwas reduzieren sollte. So verhindert man, dass das Gewicht langsam, aber stetig ansteigt. Man hat errechnet, dass hierzulande 55 Prozent der Männer und 46 Prozent der

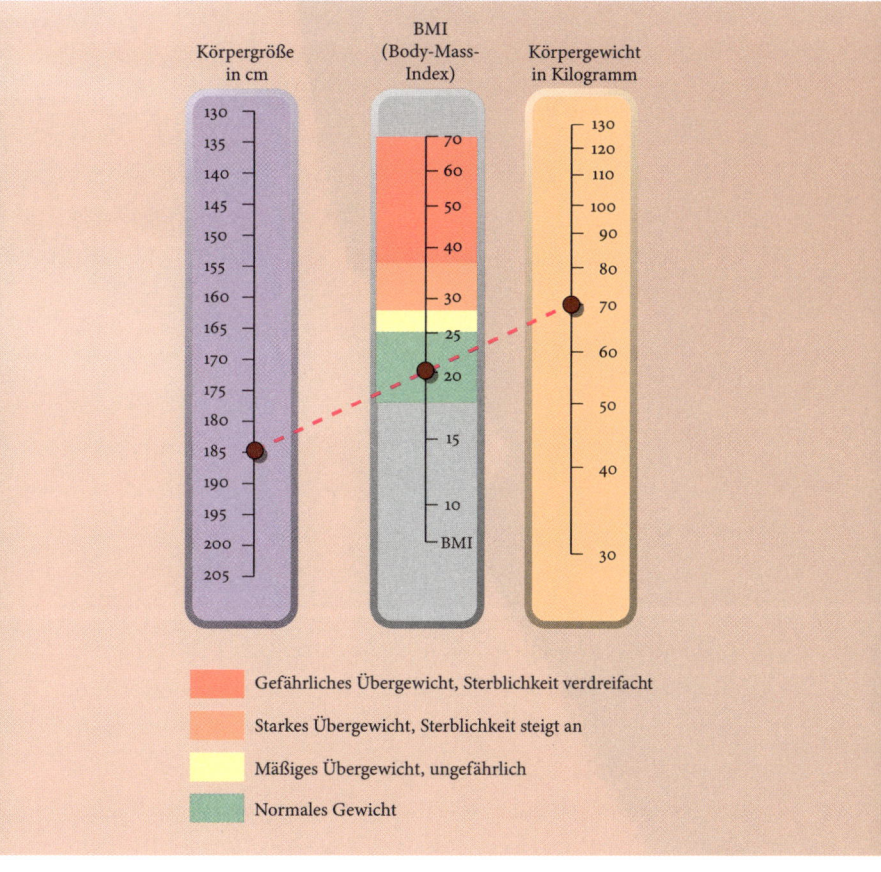

Frauen mit Beginn ihres 60. Lebensjahres übergewichtig sind, ca. 25 Prozent sogar adipös – also »fettsüchtig« (ein scheußliches Wort) – und dass sie dadurch ihre Gesundheit und ihre Lebenserwartung deutlich gefährden.

Den Grad der eigenen Gefährdung misst man, aber das wissen Sie natürlich, am einfachsten durch den **Body-Mass-Index:**
Das Gewicht (in Kilogramm) geteilt durch Körpergröße mal Körpergröße (in Metern).
Ein Bespiel: Ruth B. ist 1,70 m groß und wiegt 90 kg. Dann rechnet man:
1,70 x 1,70 = 2,89. 90: 2,89 = 31,14
Oder man zieht in der Abbildung eine Linie zwischen Körpergröße und Gewicht und liest dann den (ungefähren) BMI ab.
Ein Body-Mass-Index von 18 bis 25 gilt als ideal. Von 25 bis 29 spricht man von »leichtem« bis »mäßigem« Übergewicht, ab einem Wert von 30 ist man bereits »adipös«.
Leider, liebe Ruth B., sollten Sie deshalb Ihr Gewicht reduzieren.

— *Können Sie erklären, warum Abnehmen so wichtig ist?*
Ich will jetzt gar nicht über die armen Menschen sprechen, die an wirklicher Fettsucht leiden, sich nur noch mühsam bewegen können und oft schon auf die Hilfe anderer angewiesen sind. Aber auch »normales« Übergewicht belastet den Körper auf vielerlei Weise:

- Das vermehrte Gewicht, das stark auf Hüft- und Kniegelenke drückt, führt dazu, dass dort die Knorpelschicht degeneriert. Als Folge kommt es zu *Arthrose*, der schmerzhaften Verschleißkrankheit dieser empfindlichen Strukturen, die oft nur noch durch künstliche Gelenke behandelt werden kann.
- Damit nimmt auch die Lust auf Sport und Bewegung ab, was wiederum das Übergewicht begünstigt.

- Die Gefahr, an Diabetes und Bluthochdruck zu erkranken, steigt massiv an und damit die Wahrscheinlichkeit, dass sich die Blutgefäße mit der Zeit durch *Arteriosklerose* verengen und die Sauerstoffversorgung aller Organe, vor allem aber von Herz und Gehirn, abnimmt.
- Da die Fettpölsterchen ja nicht nur *am*, sondern vor allem auch *im* Bauch vorhanden sind, kann sich die Lunge nicht mehr so gut nach unten ausdehnen – auch dadurch kommt zu wenig Sauerstoff ins Blut.
- Dieses Bauchfett bildet Entzündungshormone, die auch bei der Entstehung von Arteriosklerose eine Rolle spielen. Man hat überdies nachgewiesen, dass Übergewichtige häufiger an Krebs erkranken – nach dem Rauchen ist dies die zweithäufigste vermeidbare Krebsursache. Erklärt wird diese Tatsache mit der Produktion solcher Entzündungsstoffe, die wiederum das Immunsystem lahmlegen.[5])

— *Ganz schön deprimierend.*
Ja. Leider. Es gibt natürlich auch gesunde Übergewichtige. Nur hat man festgestellt, dass nach zehn, zwanzig Jahren oft auch bei ihnen die typischen Probleme auftreten.

— *Also abnehmen. Wie macht man das am besten?*
Ganz sicher nicht durch irgendeine der zahlreichen Diäten. Diäten machen dick. Alle.

— *Haben Sie eigentlich mal eine Diät gemacht?*
Nein. Ich hatte auch nie Übergewicht. Allerdings habe ich so ab dem 45. Geburtstag schon etwas aufgepasst und die schlimmsten Dickmacher vermieden.

— *Meine Tante hat mal fast 10 Kilo abgenommen. Ich glaube, durch so eine Eiweiß-Drink-Diät oder Verzicht auf Kohlehydrate – genau weiß ich das nicht mehr.*
Und dann?

— *Dann hat sie leider wieder zugenommen. Sogar mehr als vorher.*
Das ist typisch. Wenn man auch nur zwei oder drei Wochen lang zu wenig Energie zuführt, also richtig krass fastet, nimmt man natürlich ab, aber der Körper gerät in eine Art Panik, weil er denkt, er muss verhungern. Im Darm, in der Schilddrüse und im Gehirn werden dann die entsprechenden Hebel umgelegt und sofort besondere Hormone und Botenstoffe produziert, die dafür sorgen, dass auch der letzte Rest der spärlichen Nahrung noch in Energie umgesetzt und verwertet wird. Es sieht so aus, als verteidige der Körper sein Übergewicht auf Biegen und Brechen. Das haben wir von unseren Urahnen übernommen, die nicht jeden Tag Jagdglück hatten und oft längere Zeit ohne ausreichende Nahrung überleben mussten. Das Teuflische ist, dass dieser Hunger-Modus lange anhält, oft länger als ein Jahr – und deshalb das normale oder auch schon das reduzierte Essen nach einer Fastenzeit gnadenlos in Fettreserven umgesetzt wird. Nein – auf Dauer abnehmen geht anders.

*Diäten machen dick.
Alle.*

— *Was ist mit »Intervall-Fasten«?*
Das kann tatsächlich helfen, weil dabei diese Stoffwechselumstellung wie bei Diäten vermieden wird. Am besten gelingt es, wenn man ein- oder zweimal pro Woche zwischen Abendessen und dem Essen am nächsten Tag eine Pause von mindestens 16 oder 18 Stunden macht. Bei stärkerem Übergewicht aber empfehlen Experten eine sanfte, kontinuierliche Gewichtsabnahme:

So funktioniert erfolgreiches Abnehmen

Das Wichtigste: LANGSAM abnehmen.

Hier ein kleiner Fahrplan: Zunächst eine oder zwei Wochen lang alles, wirklich alles aufschreiben, was man isst und trinkt. Auch die ungefähren Mengen, auch die Snacks beim Fernsehen sowie jede Limonade oder Cola. Mit diesem Tagebuch meldet man sich bei einem Ernährungsexperten oder einer Expertin an. (Kann die Krankenkasse oder der Hausarzt vermitteln.) Dann bespricht man im Detail anhand der Aufzeichnungen, worin die eigentlichen Dickmacher bestehen – und wodurch man sie ersetzen müsste.

Die schlimmsten Kalorienbomben wie Süßigkeiten oder Limos sollte man natürlich ganz weglassen. Schon deshalb, weil Nahrungsmittel mit direktem Zuckeranteil wie Kuchen, Eis, Schokolade, Marmelade etc. noch einen Nachteil haben: Sie bewirken, dass die Bauchspeicheldrüse große Mengen von *Insulin* produzieren muss, um all den Zucker – die Glucose – in die Zellen zu schleusen. Dabei wird ein Teil des Insulins verbraucht, ein anderer bleibt aber meistens noch eine Zeit im Blut und führt dort nach kurzer Zeit zu einem relativen *Unterzucker* und dadurch zu einem intensiven Heißhungergefühl. Die Reaktion darauf ist klar: Man greift zum nächsten Schokoriegel.

Ernährungsexperten raten auch, die Portionen grundsätzlich etwas zu reduzieren; nicht drastisch, aber vielleicht um ein Viertel. Gleichzeitig sollte man deutlich langsamer essen, damit sich der Sättigungseffekt einstellen kann.

Also: Wenn Sie übergewichtig sind und mit diesen Maßnahmen ein Kilogramm im Monat abnehmen, ist das genau richtig – mehr sollte es gar nicht sein.

Noch ein tröstender Aspekt: Hat man die neue Art zu essen erst einmal eine Zeit lang durchgehalten, dann stellt man erstaunt fest, dass einem die früheren Kalorienbomben nicht mehr schmecken und dass man auch tatsächlich mit kleineren Portionen satt wird. Unser Körper ist, wie der Geist, zum Glück lernfähig.

Und natürlich dürfen Sie von Zeit zu Zeit ruhig einmal heftig sündigen …

— *Was halten Sie von diesen Operationen wie Magenverkleinerung oder Ähnlichem?*
Für Menschen mit gewaltigem Übergewicht – also ab einem Body-Mass-Index von 35 oder mehr – kann das die Rettung sein. Und »Rettung« meine ich wörtlich, denn diese Patienten haben meist keine Chance mehr, auf natürlichem Weg von ihren Pfunden herunterzukommen und leiden dann frü-

her oder später an massiven Folgen ihrer Fettsucht. Man muss nur wissen, dass nach einer solchen *bariatrischen Operation* eine lebenslange ärztliche Stoffwechsel- und Vitaminkontrolle nötig ist und dass es keine einfachen, sondern große, oft mit dauerhaften Nebenwirkungen einhergehenden Eingriffe sind. Einzige Ausnahme: ein »Magenband«, das endoskopisch eingeführt wird, das Fassungsvermögen des Magens beschränkt – und das man auch wieder entfernen kann. Bei älteren Menschen wird man aber grundsätzlich auf all diese invasiven Methoden verzichten.

Übrigens: Wichtig bei allen Versuchen zur Gewichtsabnahme ist die regelmäßige körperliche Aktivität. Dabei wird der Stoffwechsel hochgefahren, und in Ermangelung üppiger Energiezufuhr bleibt dem Körper gar nichts anderes übrig, als seine Speckpölsterchen anzunagen …

Über körperliche Fitness diskutieren wir ausführlich im nächsten Kapitel.

Kapitel 5

Bewegung ist ein Wundermittel

Das spüren Sie ja selbst: Nach dem Sport oder auch nur nach einer Stunde Spazierengehen fühlt man sich fabelhaft. Straffer, energiegeladener, guter Laune. Kein Wunder: Alle 100 Billionen Körperzellen haben mehr Nährstoffe erhalten; die Lunge hat mehr Sauerstoff eingeatmet und an das Blut weitergegeben; die Herzmuskelzellen mussten sich zwar anstrengen, um die Blutmenge schneller in alle Organe zu pumpen, freuten sich aber sehr über das Training; die Gehirnzellen haben größere Mengen von *Serotonin* – dem Glückshormon – erzeugt; und nur die Muskeln sind ein wenig sauer, weil sie so viel arbeiten mussten, sehen aber ein, dass sie dadurch kräftiger werden.

»Bewegung ist die Ursache allen Lebens«, hat Leonardo da Vinci gesagt. Ärzte bezeichnen Bewegung als »Wundermittel« und fügen hinzu: »Jede Bewegung zählt«. Für ältere und alte Menschen gilt dieser Satz besonders.

Ich brauche Ihnen gar nicht all die Studien zu nennen, die beweisen, dass man Herz-Kreislauf-Krankheiten durch regelmäßige körperliche Aktivität verhindern kann. Und dass man sie, falls sie bereits bestehen, durch bestimmte Trainingsprogramme sogar behandeln sollte. Unser Immunsystem braucht ebenfalls dringend körperliche Aktivität. Auch unser ganzes Skelett, die über 200 Knochen, verlieren an Festigkeit, wenn wir sie nicht durch einen aktiven Lebensstil regelmäßig belasten. Ganz zu schweigen von unseren Muskeln … aber darauf kommen wir noch. In den letzten Jahren setzen die Ärzte sogar zusätzlich Bewegungsprogramme bei

Krebskrankheiten ein, weil es sich herausgestellt hat, dass sie dem Körper in vielen Fällen mehr nützen als noch eine Chemotherapie. Dabei bekommen die Patienten auch wieder eine positive Einstellung und Vertrauen zu ihrem Körper und unterstützen so die Heilung.

Natürlich werden wir uns, wenn wir älter sind, auf Skiern nicht mehr die Berge hinunterstürzen, sondern lieber gemütlich Langlauf betreiben. Und im Schwimmbad nicht mehr vom 3-Meter-Brett springen, sondern vielleicht mit Wassergymnastik unsere Gelenke trainieren. Und statt zu joggen lieber per Nordic Walking unterwegs sein oder einfach wandern.

Körperliche Aktivität ist der Schlüssel zum erfolgreichen Altern

— *Was machen Sie denn an Sport?*
Früher habe ich alles Mögliche gemacht: Tennis, ein bisschen Segeln, Wasserski, Schwimmen, im Winter Skilaufen. Alles nicht besonders gut, aber mit viel Spaß. Jetzt gehe ich täglich mit meinem kleinen Hund spazieren, bei jedem Wetter.

— *Spazierengehen? Laaangweilig.*
Was? Nichts ist langweilig, wenn man in der Natur unterwegs ist. Allein die herrlichen Bäume in den unterschiedlichen Jahreszeiten zu betrachten; den Bienen zuzuhören, wenn sie in den Lindenblüten herumsummen; Pilze im Wald und Blumen in den Wiesen zu sehen … na gut, ich will Sie nicht auch noch mit diesen Beschreibungen langweilen. Beim Spazierengehen kann man übrigens auch ganz gut trainieren:

- Aufrecht gehen! Schultern zurück, Bauch einziehen, Arme locker schwingen!
- Oder: 30 Schritte präzise auf einer gedachten Linie entlang gehen, als Übung für den Gleichgewichtssinn.
- Oder: Vier Schritte tief durch die Nase einatmen – vier Schritte fest durch die Lippen ausatmen. Und das fünfmal hintereinander. Gut für die Lunge.

— *Und dann wieder die Bäume anschauen …*
Genau. Bei uns sieht man nicht nur viele Vögel, sondern manchmal, vor allem im Winter, auch mal einen kleinen Fuchs oder einen Marder. Mich macht so etwas fröhlich.

Aber, um wieder ernst zu werden: Bevor man als älterer Mensch mit Sport oder Bewegungsprogrammen beginnt, sollte man sich mit dem Hausarzt oder der Ärztin darüber beraten, welche Art von Training individuell günstig ist und wie stark man sich belasten darf.

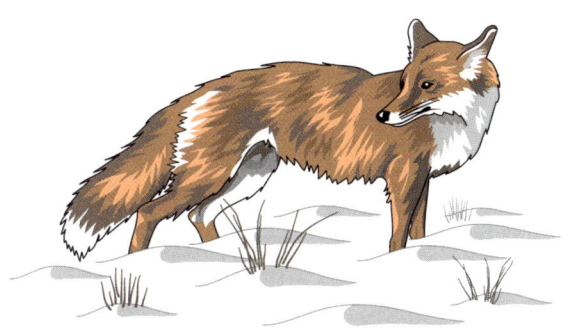

Meine Knochen sollen stark bleiben!

Osteoporose, die Verminderung der Knochenfestigkeit, ist eine der schlimmsten Krankheiten, die vorwiegend ältere Menschen – aber nicht nur sie – betrifft. Abgesehen von starken Schmerzen führt Osteoporose oft zu Gebrechlichkeit, zu Pflegebedürftigkeit und damit zum Verlust der Lebensqualität. Tragisch an dieser so weit verbreiteten Erkrankung mit ihren Wirbelbrüchen und kaputten Hüftknochen ist die Tatsache, dass man sie, sofern man sie rechtzeitig erkennt, gut behandeln und sogar heilen, vor allem aber, dass man sie *verhindern* kann.

Knochen sind keine leblose Materie. Sie sind eine lebenslange Baustelle, auf der ständig Millionen von Zellen abgebaut, durch neue ersetzt und diese dann wieder mit Kalzium gehärtet werden. Damit dieser dauernde Auf- und Abbau ein Leben lang gelingt, müssen wir den Körper unterstützen:

- Mit einer Ernährung, die genügend Kalzium enthält, wobei »genügend« circa 1000 Milligramm, also 1 Gramm, pro Tag bedeutet. Diese Menge ist zum Beispiel in 100 Gramm Hartkäse enthalten; aber auch andere Milchprodukte, bestimmte Gemüse, Früchte und Mineralwasser liefern relativ viel Kalzium. Entsprechende Tabellen gibt es in den Apotheken. (Siehe auch Kapitel 4, ab Seite 52 und die Tabelle im Anhang, Seite 153.)
- Damit das Kalzium in die Knochenzellen eingebaut werden kann, muss genügend Vitamin D im Blut vorhanden sein. Ihr Hausarzt / -ärztin wird sicher gern den Vitamin-

D-Spiegel bei Ihnen bestimmen lassen und Ihnen eine Ergänzung von 400 bis 1000 Einheiten pro Tag empfehlen, sollte er zu niedrig sein. Aber bitte nicht einfach blindlings Vitamine kaufen und einnehmen! Ein Zuviel kann sehr schädlich sein, vor allem für die Nieren.
- Neben der Ernährung ist körperliche Aktivität ein absolutes Muss, wenn es um Ihre Knochengesundheit geht. Das Skelett braucht den Druck, den es beim Gehen, Laufen, Rudern, Tischtennis etc. erhält, und den Muskelzug, den jede Bewegung auf die Knochen ausübt. (Astronauten litten früher nach ein paar Monaten Aufenthalt in der Schwerelosigkeit massiv an Knochenschwund, weil eben dieser Druck fehlte. Heute haben sie bestimmte Übungsgeräte, die das verhindern.) Auch sanftere Bewegungsarten wie Tai Chi oder Yoga sind gut für die Knochen.

Wenn Sie womöglich bereits an einer Minderung der Knochenfestigkeit leiden, dann sollten Sie sich so bald wie möglich zu einem Facharzt für Osteologie oder in ein Osteoporosezentrum überweisen lassen. Dort wird man Ihre Knochengesundheit überprüfen und Sie eventuell mit den entsprechenden Medikamenten behandeln. Es sind in den letzten Jahren glücklicherweise große Fortschritte bei der Therapie von Osteoporose gemacht worden – und inzwischen kann man sie sogar heilen. Ein früherer Lehrer von mir, *Professor Reiner Bartl,* Chef eines Osteoporosezentrums, hat übrigens gerade ein sehr gutes Buch über diese tückische Krankheit herausgebracht, das ich Betroffenen empfehlen kann.[6])

Bloß nicht stürzen!

Die Ärzte, die sich auf die Behandlung von älteren und alten Menschen spezialisiert haben – die *Geriater* –, zeigen sich seit einigen Jahren zunehmend besorgt: Die Zahl der Patienten, die durch einen Sturz zu Schaden kommen und dann wochenlang im Krankenhaus liegen müssen oder auf Dauer ihre Beweglichkeit und Lebensqualität verlieren – oder womöglich zum Pflegefall werden –, hat deutlich zugenommen. Natürlich liegt dies zum Teil auch an der höheren Lebenserwartung unserer Generation. Aber dass etwa ein Drittel aller über 65-Jährigen mindestens einmal im Jahr schwer stürzt und dass etwa zehn Prozent der Stürze zu Knochenbrüchen und anderen ernsthaften Verletzungen führen, ist traurig. Wir sollten deshalb alles tun, um diese Verletzungen zu verhindern.

Sicher – auch Jüngere fallen hin, Kinder sowieso, und bei manchen Sportarten gehört es irgendwie dazu: so beim Fußball, wo praktisch in jeder Minute einer der Spieler stürzt, umgerannt, angerempelt beziehungsweise sonstwie von den Füßen geholt wird oder durch einen Hechtsprung (Torwart) auf dem Bauch landet. Und dann einfach wieder aufsteht. Meistens jedenfalls.

Warum das bei den Älteren nicht so ist, kann man gut erklären: Wir haben schon gehört, dass die Gehirnzellen im Alter länger brauchen, um beim Denken, Erinnern oder Lernen miteinander zu kommunizieren. Diese Verzögerung – »Latenz« sagen die Mediziner – gilt auch für die reflexhaften Reaktionen der Nerven in den

Bei jeder Treppe: Eine Hand ans Geländer!

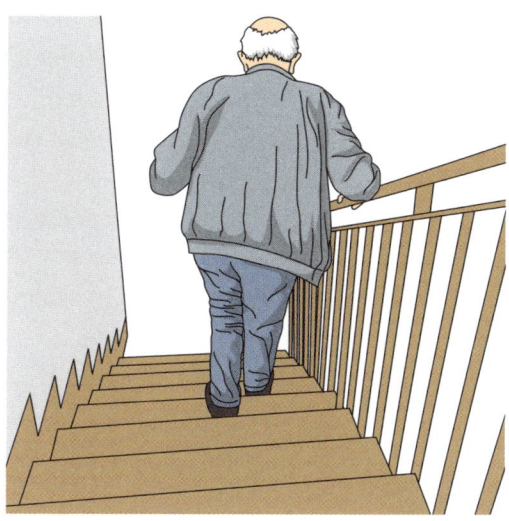

Armen und Beinen, die einen Sturz verhindern können, wie auch für die optimale Haltung, die Jüngere beim Fallen oft automatisch einnehmen. Die Fußballer sind darüber hinaus nicht nur geschickt beim Hinfallen, sie sind auch durch ihre dicken Muskelpakete besser geschützt.

Und damit kommen wir zur zweiten Ursache für diese fatalen Stürze: Ältere Menschen, die nicht zeit ihres Lebens sportlich waren oder sich zumindest viel bewegt haben, leiden unter dem Schwund ihrer früher meist normalen Muskulatur. Früher sind sie ja vielleicht auch noch viel gewandert, fuhren mit dem Rad zur Arbeit, jonglierten schwere Kochtöpfe oder Gartengeräte – oder waren einfach »gut zuweg«, wie es so schön heißt. Jetzt aber sind die Muskeln dünn, schwach: **Sarkopenie** hat eingesetzt. Der Ausdruck kommt aus dem Griechischen und setzt sich zusammen aus *sarx*

= Fleisch und *penia* = Mangel und bedeutet die Abnahme von Muskelmasse und Muskelkraft. Dadurch verliert man die absolute Kontrolle über seine Beine, schwankt und verfehlt zum Beispiel Treppenstufen. Dazu kommt, dass man oft nicht mehr so gut sieht, also über Hindernisse – sei es der verschobene Teppich im Wohnzimmer oder ein dicker Stein auf dem Spazierweg – stolpert und fällt.

Noch einen dritten Grund hat die Medizin erkannt: Medikamente. Am gefährlichsten wird dies bei speziellen Schlaftabletten, die man Leuten im höheren Alter immer noch verschreibt: Durch den langsameren Stoffwechsel dauert es länger, bis sie im Körper abgebaut sind. Das heißt, dass die Wirkung in der Früh oft noch anhält, dass man dann schlaftrunken ins Bad wankt – und über irgendeinen Gegenstand fällt. Aber auch andere Mittel – beispielsweise solche gegen hohen Blutdruck oder Psychopharmaka – müssen in ihrer Dosierung dem Körper älterer Menschen angepasst werden. Und selbstverständlich ist es besonders wichtig, dass sich die Medikamente untereinander vertragen.

Lassen Sie in Ihrem Badezimmer Haltegriffe anbringen!

Haben Sie dazu Fragen?

— *Ja, sicher. Was kann man denn gegen diese Sturzgefahr tun?*
Im Prinzip sind es vier Dinge:
- Koordination und Gleichgewichtssinn trainieren. Am besten übt man das zunächst in einer Praxis für Krankengymnastik. Ihr Hausarzt oder Ihre Ärztin wird Sie gerne überweisen. Oder Sie lassen sich von Ihrer Familie zum Geburtstag 10 Stunden bei einer guten Praxis für Physio-

therapie schenken. Später kann man die entsprechenden Übungen auch zu Hause fortführen.
- Noch einmal: Muskeln stärken. Neben Ausdauertraining wie Walken oder Schwimmen oder zumindest flottem Spazierengehen empfehlen die Fachärzte zusätzliches Krafttraining mit Hanteln oder einem Thera-Band. Auch das zu Beginn mit einer Übungsanleitung, später 10 Minuten am Tag daheim.
- Genügend trinken! Wer zu wenig trinkt, ist als älterer Mensch in Gefahr, unsicher und womöglich verwirrt zu werden. (Ganz abgesehen davon, dass die Nieren auf Dauer Schaden nehmen.)
- Richtige Ernährung, auch um die Knochenfestigkeit zu unterstützen. Das haben wir in Kapitel 4 ab Seite 52 ausführlich besprochen.

Mein Immunsystem braucht Bewegung!

Jetzt kommen wir noch einmal zu einem Thema, über das wir in den letzten Jahren immer mehr Faszinierendes erfahren haben. Ohne unser Immunsystem aus Billionen von Zellen, Botenstoffen und den jeweils speziellen Waffen gegen äußere und innere Feinde könnten wir nicht überleben. Es schickt seine Wächterzellen in den Blut- und Lymphgefäßen auf Patrouille und greift sich Bakterien oder Viren, sobald sie versuchen, in unseren Körper einzudringen. Es überwacht die täglichen Milliarden von Teilungen der Körperzellen und zerstört solche, die nicht perfekt gelungen sind. Es beeinflusst zusammen mit den freundlichen Bewohnern des Darms unsere Verdauung und Futterverwertung – und wird andererseits beeinflusst von unserer seelischen Befindlichkeit. Es ist dadurch in allem ein Abbild des gesundheitlichen Zustands unseres Körpers.

Mit dem Älterwerden ergeht es dem Immunsystem allerdings auch wie fast allen anderen Organen des Körpers: Es verliert an Wirksamkeit, seine Zellen werden müder und reagieren nicht mehr so zuverlässig auf die Feinde, es sei denn, wir sorgen rechtzeitig dafür, dass sie stark bleiben und ihre Schutzfunktion behalten.

Bleib stark, Immunsystem!

— *Und wie macht man das?*
Zunächst gilt, was in jedem Alter das Wichtigste für unsere Immunabwehr ist: Dem System nicht schaden!

Das heißt: Nicht rauchen (auch Dampf-Zigaretten sind schädlich!), keine Ernährung vorwiegend aus Industrieprodukten, Alkohol nur in Maßen, genügend Schlaf, nicht zu viel Sonne und vor allem kein Dauerstress.

Wie gute Ernährung unser Immunsystem stärkt, haben wir ja bereits besprochen (siehe Kapitel 4, Seite 52).

— *Und sonst?*
Sie ahnen es bereits: Viel, wirklich viel Bewegung. Erinnern Sie sich? Menschen, die viel Sport treiben, haben einen höheren Anteil von *Telomerase* im Blut, also von der Substanz, die das Altern der Zellen ganz entscheidend verhindert (siehe Kapitel 2, Seite 21).

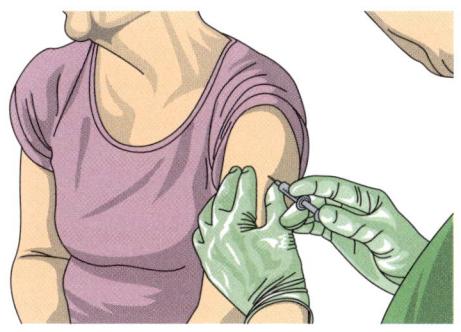

— *Seufz.*
Ja. Und ganz wichtig: Impfungen, vor allem gegen die Krankheiten, die ältere Menschen gefährden.

— *Ich dachte, Impfungen brauchen wir vor allem als Kinder.*
Irrtum. Impfungen brauchen wir gerade auch dann, wenn das Immunsystem schwächer wird. Sozusagen als sein Trainingsprogramm.

Die tollen Waffen gegen Infektionen

Wie eine Impfung funktioniert, wissen Sie: Man bietet dem Immunsystem mit dem Impfstoff einen scheinbaren Feind an, der in Wirklichkeit aber bereits abgetötet oder so präpariert ist, dass er dem Organismus nicht gefährlich werden kann. Die Immunpolizei reagiert darauf aber mit einer rasanten Produktion von Abwehrstoffen wie Antikörpern und speziellen T-Zellen. Gelangt dann der tatsächliche Feind in

Form von lebenden Viren oder Bakterien in den Körper, trifft er auf eine hochgerüstete Abwehr, die die Erreger sofort unschädlich macht.

Welche Impfungen sind nun beim Älterwerden – die Fachleute sagen: ab 60 Jahren – wichtig?

- **Tetanus – Diphtherie – Keuchhusten**
  Diese Dreifachimpfung sollte alle 10 Jahre aufgefrischt werden. Gerade Diphtherie nimmt derzeit wieder deutlich zu.
- **Pneumokokken**
  Das Bakterium ist besonders für ältere Menschen gefährlich, weil es nicht nur Entzündungen in den oberen Atemwegen und in den Nasennebenhöhlen, sondern schwere Lungenentzündungen sowie Hirnhautentzündungen verursachen kann.
  Die Impfung wird im Allgemeinen sehr gut vertragen.
- **Influenza**
  Jährlich kommen aus dem asiatischen Raum neue Varianten der Echten Grippe zu uns. Deshalb muss man die Impfung – immer mit neuen darauf abgestimmten Wirkstoffen – jedes Jahr, am besten im Herbst, wiederholen.
- **Gürtelrose (Herpes Zoster)**
  Angeblich tragen über 95 Prozent der Personen über 60 Jahre das Varizella-Zoster-Virus in sich. Das sind die Viren, die vor Jahrzehnten, als diese Leute noch Kinder waren, die Windpocken verursacht haben. Nach deren Abheilung waren die Viren aber nicht etwa besiegt, sondern sie versteckten sich massenweise in Nervenzellen des Rückenmarks – und

Die ganze schreckliche Corona-Pandemie konnte nur mithilfe von Massenimpfungen eingedämmt werden

warteten. Sie warten dort auf den Moment, in dem das Immunsystem durch Alter oder durch andere Krankheiten geschwächt ist. Dann klettern sie aus ihrem Versteck und heften sich an Nervenbahnen, die aus dem Rücken in Richtung Brust oder Bauch oder manchmal auch zum Gesicht hin ziehen und verursachen durch diese Nervenentzündung Bläschen und vor allem heftige Schmerzen. Leider können diese Schmerzen auch noch monatelang als *Post-Zoster-Neuralgie* anhalten, obwohl die Hautbläschen längst abgeheilt sind. Dagegen gibt es inzwischen einen guten Impfstoff (*Shingrix®*), der zweimal, im Abstand von zwei bis sechs Monaten injiziert werden muss, dann aber bis zu zehn Jahren wirksam sein soll.

- **FSME (Frühsommer-Meningo-Enzephalitis)**
Die Krankheit, die vor allem das Gehirn und die Hirnhäute befällt, wird durch Zeckenbisse übertragen. Die Gebiete, in denen sich solche infizierten Zecken aufhalten, haben sich in den letzten Jahren vergrößert. Die Gesundheitsämter geben darüber Auskunft. Wer dort wohnt oder Urlaub plant, sollte sich impfen lassen. Gegen die andere von Zecken verursachte Krankheit, die *Borreliose,* gibt es leider noch keine Impfung.

- **SARS-CoV-2 (Coronavirus)**
Hoffentlich haben Sie inzwischen die zwei Impfdosen erhalten, die Sie vielleicht nicht sicher vor einer Ansteckung, aber sicher vor einem schweren Verlauf der sogenannten *Covid-19-Krankheit* schützen. Wie lange dieser Schutz anhält und wann Sie zu einer Nachimpfung antreten sollten, steht derzeit noch nicht fest. Fest steht nur, dass es an ein Wunder grenzt, wie schnell Biotechniker und Virologen

einen Impfstoff erschaffen haben, der vielen Millionen von Menschen das Leben gerettet hat. Da sich das Virus wohl immer wieder verändern wird, dürften in den nächsten Monaten und Jahren auch die Impfstoffe entsprechend angepasst werden.

— *Lassen Sie sich denn gegen all diese Infektionen impfen?*
Ja. Selbstverständlich. Ich betrachte es als eine große Chance und als ein Geschenk, das uns die Medizin anbietet.

— *Und unser Immunsystem!*
Richtig. Übrigens: Über dieses fantastische Immunsystem habe ich vor kurzer Zeit ein ganzes Buch geschrieben.[7])

Arthrose verhindern – Arthrose behandeln

Einige wichtige Fakten noch zu unseren Gelenken. Wahrscheinlich haben Sie noch nie darüber nachgedacht, dass zum Beispiel Ihre Schultern, Ihre Knie oder erst recht Ihre Hände tagein, tagaus, jahrein, jahraus klaglos jede der Millionen von Bewegungen ermöglichen, die Sie im Lauf einer Woche, oft nur eines Tages ausführen. Sei es beim Tanzen, beim Kochen, beim Schreiben, beim Zähneputzen, an der Computermaus oder, klar, beim Sport.

Stimmt's? Dann sollten Sie wenigstens ab heute ihre Gelenke besser kennenlernen und wertschätzen.

Gelenke sind Kunstwerke der Natur. Sie sind einerseits

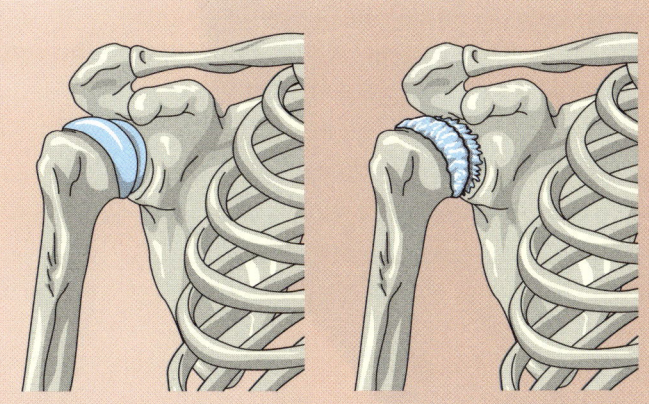

Wie in allen Gelenken sorgen auch im Gelenk zwischen Schulter und Oberarm elastische Knorpel für weiche Bewegungen (li.). Wenn Arthrose diese Knorpel zerstört, schmerzt jede Bewegung (re.).

unglaublich widerstandfähig, andererseits aber auch sehr empfindlich. Sie halten zwei oder mehrere Knochen fest zusammen und gleichzeitig so locker, dass diese sich gegeneinander weich und reibungslos bewegen können. Wie machen sie das?

Also: Eine spiegelglatte Knorpelschicht überzieht die Knochenenden, die in jedem Gelenk millimetergenau aufeinanderpassen. Zarte Häute erzeugen dazu eine Flüssigkeit, die das Aneinandergleiten noch geschmeidiger macht und die Belastungen abfedert. Halt und Festigkeit bekommt das Gelenk von einer Kapsel – einer straffen Umhüllung aus Bindegewebe – sowie von den Bändern und Muskeln. Gerade bei sportlichen Höchstleistungen kommt es auf die Kraft des Bänder- und Muskelapparats an.

Die problematischen Teile des Gelenks sind die relativ

weichen, elastischen Knorpel. Knorpel besitzen – im Gegensatz zu den Knochen – keine Blutgefäße, sondern sie werden durch die Gelenkflüssigkeit ernährt, die bei jeder Belastung fast wie in einen Schwamm in die Knorpel eindringt.

(Wenn Sie also zwei Stunden an Ihrem Computer sitzen, ohne ein einziges Mal aufzustehen und herumzugehen, dann bedeutet das für die Knorpel Ihrer Hüft- und Kniegelenke sowie für die der Wirbelsäule: Hilfe! Hunger!)

Auch sonst sind diese Knorpel leider anfällig. Und wie. Schon das bloße Altern lässt sie spröder werden. Wenn sie dann auch noch kleinere oder größere Unfälle erleiden, bei denen der Halteapparat des Gelenks überdehnt wird, wenn womöglich Übergewicht oder falsche Belastungen dazu führen, dass die Kapsel sich mit der Zeit lockert und die Gelenkflächen nicht mehr ideal aufeinanderstehen, dann wird die Knorpelschicht durch die Fehlstellung abgenützt. Es entstehen unregelmäßige Strukturen, sodass es zu Entzündungen kommen kann und dass es womöglich bei jeder Bewegung »knirscht« und schmerzt. Der Mensch leidet fortan unter **Arthrose**. Denn leider kann sich der Knorpel – als eines der wenigen Gewebe des Körpers – nicht regenerieren oder gar heilen.

— *Was macht man denn dann?*
Am besten macht man natürlich *vorher* etwas. Zum Beispiel:
- Die Muskeln kräftigen. Auch dafür wäre es gut, wenn man sich in einer Praxis für Krankengymnastik die Übungen zeigen lässt, die man zur Stärkung des Bewegungsapparats regelmäßig machen sollte. Aber selbst wenn bereits solche Verschleißerscheinungen, zum Beispiel an den Knorpel-

schichten der Kniegelenke, entstanden sind, bringt konsequente Physiotherapie fast immer Erleichterung und verhindert ein rasches Fortschreiten der Arthrose.
- Übergewicht vermeiden. Davon war im vorigen Kapitel schon in aller Ausführlichkeit die Rede. Schleppen Sie mal einen 20-Kilo-Koffer auch nur 50 Meter weit, dann spüren Sie, was da an Druck auf Ihren Hüft- und Beingelenken lastet.
- Vorsicht bei Sportverletzungen! Nehmen Sie auch scheinbar unbedeutende Verletzungen – Überdehnungen, Verstauchungen etc. – ernst und lassen Sie einen guten Sportmediziner nachsehen, ob wirklich alles in Ordnung ist. Später sind Behandlungen viel aufwändiger und nicht immer erfolgreich.

Aber natürlich kann man Arthrose auch behandeln. Durch eine Gelenksspiegelung (*Arthroskopie*), bei der die zerfaserte Knorpeloberfläche geglättet werden kann. Eventuell, bei starken Entzündungszeichen, auch mittels einer Kortisonspritze ins Gelenk – wobei gezielte physikalische Therapie auf Dauer deutlich besser wirkt.[8]) Bei größeren Defekten der Knorpelschicht des Knies, wenn oft schon der blanke Knochen herausschaut, kann man Knorpelzellen an einem unbelasteten Teil des Gelenks entnehmen. Sie werden im Labor stark vermehrt und dann in den kaputten Teil des Gelenks wieder eingesetzt, sodass sich wieder eine durchgehende Knorpelfläche bildet. Das gelingt allerdings nur bei jüngeren Menschen.

Im schlimmsten Fall können die Ärzte, wie Sie ja wissen, zerstörte Gelenke durch künstliche Gelenke ersetzen. Das hat sich vor allem bei Hüftgelenken bewährt; Kniegelenke sind komplizierter und erfordern nach der Operation längere Übungszeiten und mehr Geduld.

— *Meine Mutter hat Arthrose in den Händen, ziemlich schlimm, vor allem an den Fingern. Was kann man da machen?*
Oh, das ist häufig sehr schmerzhaft. Vor allem, wenn es auch das Sattelgelenk des Daumens betrifft. Auch da hilft eine spezielle Fingergymnastik und dazu Einreibungen mit entzündungs- und schmerzhemmenden Cremes oder Gels. Die bekommt man rezeptfrei in der Apotheke.

— *Was ist eigentlich eine Arthritis?*
»-itis« bedeutet immer »Entzündung«. Die »Chronische Polyarthritis«, auch »Entzündliches Rheuma« genannt, bezeichnet eine Autoimmunerkrankung, bei der das eigene Immunsystem mehrere Gelenke angreift und, wenn man nicht konsequent behandelt, auch zerstört. Das ist also etwas völlig anderes als eine Arthrose.

— *Aha. Wieder was gelernt.*

Kapitel 6

Lebenslanges Lernen – muss das sein?

Es muss nicht nur sein – es macht auch unheimlich Spaß! Zur Erinnerung: Wir kommen mit ungefähr 100 Milliarden Gehirnzellen auf die Welt, die wir nach und nach mit Wissen, mit Erfahrungen, mit Gedanken und Gefühlen programmieren.

Bei einem kleinen Kind, das Laufen lernt, haben seine grauen Zellen nach dem hundertsten »Plumps« kapiert – und sich eingeprägt –, welche Muskelgruppen zu stimulieren sind, um beim nächsten Mal nicht mehr hinzufallen. Später sind es Sprachen, mathematische Formeln, Musik, die wir lieben, Bücher, die wir lesen, Bilder einer Reise, Gesichter der Freunde: All das wird in den Hirnzellen genauso gespeichert wie die automatischen Bewegungsabläufe, die uns zum Beispiel das Radfahren ermöglichen. Oder die wir beim Sport trainieren. Bei diesem ständigen Aufnehmen und Verarbeiten von Eindrücken scheinen uns so gut wie keine Grenzen gesetzt – wenn auch manche Menschen etwas größere Probleme mit dieser Programmierung, sprich: mit dem Lernen haben.

Das Erstaunliche ist: Es gibt kein »Gehirn ist voll, mehr hat nicht Platz«. Wir wissen, dass jede neue Erfahrung, jeder neue Gedanke weitere Zellverbindungen oder sogar neue Zellen schafft, die dann fähig sind, diese Erfahrung und den Gedanken weiter zu verfolgen. Das gilt selbstverständlich auch für ein älteres Gehirn. Man nennt das die »Plastizität« des Gehirns, und es bedeutet, dass mein Gehirn von gestern ein anderes ist als mein Gehirn von heute oder von morgen.

Ein Beispiel: Der Pianist, der das Programm für das nächste Konzert übt, schafft durch das Üben in seinem Gehirn eine ganze Straße von Nervenkontakten zwischen dem Seh-, dem Hör- und dem motorischen Zentrum. Er hat nach ein paar Wochen nicht nur alle Notenbilder und Töne, sondern auch die Muskelimpulse für die Fingerbewegungen auf den Tasten fest gespeichert und kann sie jederzeit abrufen. Gleichzeitig hat das Gehirn ein dichtes Netz von Nervenleitungen zu den Orten angelegt, an denen sich das musikalische Gedächtnis befindet, sodass er noch nach Jahren die Harmonien und Tonfolgen der Stücke kennt.

Oder: Sie wollen etwas Spanisch lernen, weil Sie, sobald das wieder normal möglich ist, für ein paar Wochen in Spanien Urlaub machen wollen. Im Internet gibt es prima Sprachkurse. Aber, da hilft alles nichts, Vokabeln muss man eben pauken. Beim zehnten oder zwanzigsten Mal haben Ihre Gehirnzellen verstanden, dass »Guten Tag« »*Buenos días*« und »Guten Abend« »*Buenas noches*« heißt. Und wenn dieses Wissen intensiv genug ist, dann wird es ins Langzeitgedächtnis übertragen – und da bleibt es jetzt und Sie können Ihre Gastgeber damit erfreuen.

So ähnlich funktioniert jede Art von Lernen.

Ein Glück für uns. Denn beim Älterwerden nimmt eigentlich die Zahl unserer grauen Zellen langsam ab. Andere Zellen dösen vor sich hin oder versinken in einer Art Winterschlaf, und auch die Verbindungen zwischen den Neuronen – den Nervenzellen – rosten ein oder lösen sich auf. Natürlich wäre es gut, wenn wir schon in jungen Jahren viele, viele Kontakte zwischen den Zellen her-

Im Gehirn ist immer noch Platz für mehr Wissen

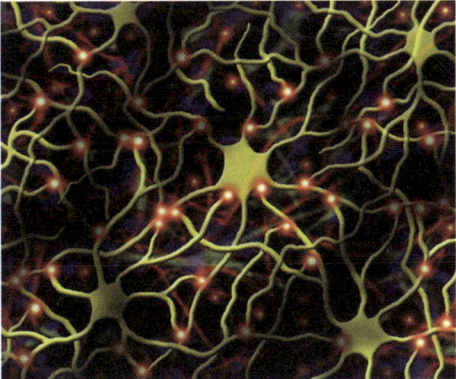

Ein unendlich dichtes Netz von Verbindungen zwischen unseren 100 Milliarden Nervenzellen des Gehirns ermöglicht unser Denken, Fühlen und Erinnern.

gestellt hätten, denn je dichter die Kommunikationsnetze in unserem Kopf sind, desto größer ist die Chance, dass unser Gehirn auch noch problemlos funktioniert, wenn, wie gesagt, im Lauf des Alterns Zellen absterben oder inaktiv werden.

Ist das bei Ihnen nicht so gut gelaufen? War Lernen nicht so »Ihr Ding«? Keine Sorge: Aus diesem Zustand können wir die Zellen jederzeit wachrütteln, indem wir unser Gehirn zwingen, Neues zu lernen, neue Informationen zu verarbeiten und so neue Kommunikationswege aufzubauen. Geistig fit bleiben heißt also nichts anderes, als die vorhandenen Verbindungen im Dickicht der Nervenzellen zu erhalten und zusätzlich möglichst viele neue Kontakte zwischen den Zellen zu knüpfen.

— *Das sagen Sie so. Aber stimmt es denn nicht, dass älteren Menschen vieles einfach nicht mehr einfällt? Vor allem Namen oder Dinge, die sie mal gekannt haben.*
Ja. Und es gibt dieses »Es-liegt-mir-auf-der-Zunge«-Phänomen, bei dem ich im Augenblick eine Sache trotz intensivem Nachdenken nicht benennen kann – zehn Minuten später ist das Wort aber plötzlich wieder da. Das kommt daher, dass das Tempo des Denkens langsamer geworden ist – wie andere Übertragungen von Nervensignalen auch. Die Wissenschaft erklärt dies mit der Erkenntnis, dass weniger Botenstoffe an den Verbindungsstellen der Nerven gebildet werden. Und dass dadurch auch der Zugang zum Gedächtnis schwieriger wird. Zugegeben – auch Neues zu lernen dauert jetzt länger, und es bedarf einer größeren Anstrengung, um eine Information, eine Adresse, einen Namen fest im Langzeit-Gedächtnis zu speichern. Aber auch dabei hilft es, wenn man das Gehirn fordert, trainiert.

— *Mit Kreuzworträtseln?*
Na ja, Kreuzworträtsel … Sie erweitern vielleicht den Wortschatz, wenn auch manchmal um Begriffe, denen man dann nie wieder begegnet. Aber wer Spaß daran hat, soll sich selbstverständlich damit beschäftigen. Nur ist das eigentlich nicht die Art von Training, die ich meine.

Hallo, graue Zellen, aufwachen!

Kommen wir gleich zu der wichtigsten Voraussetzung, die uns zum Lernen verführen wird: zum Interesse an einer Sache. Und da ist es tatsächlich egal, ob es sich um ein aktuelles Geschehen, um Kunst, um eine Sprache, ein Land, um Geschichte oder um bestimmte soziale Fragen und Menschen handelt. Es kann der Stammbaum Ihrer Familie sein oder ein Kurs zum Bienenzüchten. Entscheidend ist die Neugier und die Freude, mit der Sie sich dem Thema nähern und vielleicht in den kommenden Monaten intensiv beschäftigen werden.

Die Arbeitswelt wird noch digitaler

Es wird Millionen von Menschen, die ihrem Beruf noch in der alten, bewährten Weise nachgehen, demnächst gar nichts anderes übrigbleiben, als zu lernen. Gut möglich, dass das auch Sie betrifft. Sie werden nämlich gezwungen sein, sich mit neuen Arbeitsabläufen auseinanderzusetzen, wenn diese sich durch die allgemeine Digitalisierung massiv verändern. Das haben wir ja schon durch die Folgen der Corona-Pandemie gespürt.

Ich denke, dabei gibt es zwei Möglichkeiten: Entweder man lässt diese Umstellung gottergeben über sich ergehen und versucht notgedrungen, sich unter den neuen Bedingungen irgendwie zurechtzufinden. Oder man interessiert sich für die Hintergründe und Möglichkeiten der neuen Technologien und hat dadurch einen anderen Lerneffekt und wohl auch eine andere Beziehung zu einer solchermaßen veränderten Welt. Dabei gibt es meiner Ansicht nach keine Altersgrenzen.

— *Sie meinen, ich sollte mich freiwillig mit Technik beschäftigen? Mit Zoom und solchen Sachen?*
Natürlich nur, wenn Sie ohnehin wirklich Spaß daran haben. Das Geheimnis von Lernen, auch von Lernen im Alter, ist, wie schon erwähnt, das Interesse, die Begeisterung für eine Sache.

— *So, wie Sie sich immer noch mit Medizin beschäftigen.*
Genau. Ich habe das Privileg und die tolle Chance, seit über 20 Jahren eine wöchentliche Sendung des Bayerischen Rundfunks mitzugestalten – das ›Gesundheitsgespräch‹ – und dabei eine Stunde lang live mit den Hörerinnen und Hörern über ein medizinisches Thema zu diskutieren.

Da es sich um jeweils ganz unterschiedliche Themen handelt und da sich die Medizin ständig weiterentwickelt und gerade in den letzten Jahren die Diagnose- und Behandlungsmöglichkeiten durch interessante Verfahren bereichert hat, bin ich natürlich gezwungen, mich mit diesem »Neuen« intensiv zu beschäftigen. Ich sage »gezwungen« – in Wirklichkeit genieße ich es, die Wissenschaftsartikel in den internationalen Top-Journalen zu lesen und dabei eben: zu lernen. So hätte es vor zehn Jahren noch ziemlich unwahrscheinlich geklungen, dass wir eines Tages in der Lage sein würden, unsere Immunzellen zu programmieren. Inzwischen haben wir ihnen beigebracht, wie sie Krebszellen besser erkennen und vernichten können. Oder dass wir kaputte Herzklappen mithilfe eines Katheters – eines dünnen Schlauchs! – an Ort und Stelle ersetzen, statt dafür den Brust-

Digitales Arbeiten? – Doch, das schaffen Sie spielend!

korb aufzuschneiden. Und da gäbe es noch Dutzende von Beispielen. Alles sehr spannend.

Übrigens: Haben Sie es gemerkt? Sie haben bei Ihrer Frage »*immer noch*« gesagt. Da ist die Sprachfalle gegenüber älteren Leuten mal wieder zugeschnappt! (Siehe Kapitel 1, Seite 11)

— *Oh. Das war aber nicht böse gemeint.*
Schon klar.

— *Heißt das, Sie müssen sich diese ganzen neuen Sachen merken? Wie machen Sie das denn?*
Keine Ahnung. Ich wollte immer Ärztin werden. Mit 17 Jahren habe ich angefangen, Medizin zu studieren. Nach einem Semester bekam ich erst einzelne, dann aber immer mehr Angebote, in Filmen mitzuspielen. Darauf beschloss ich, eine »kleine Pause« vom Studium zu machen, so zwei, drei Jahre, dachte ich. Auch weil es verführerisch war, zu einer Zeit, als Reisen noch sehr schwierig war, überall in der Welt herumzukommen. Hollywood inklusive. 20 Jahre später hatte ich dann allerdings genug von der Schauspielerei und ging zurück an die Uni. Da war ich bereits 40 Jahre alt. Das heißt – und deshalb erzähle ich Ihnen das –, ich musste auf einmal wieder viel, viel lernen. Die Fakten aus den ersten Studienjahren, die ich inzwischen nicht mehr wusste. Dazu den ganzen Stoff der klinischen Semester inklusive Staatsexamen. Dabei habe ich festgestellt, dass man als »alte« Studentin erstaunlich gut mit den Jüngeren mithalten kann, auch weil man sich besser kennt und weil man sich alles besser einteilen kann und, wie in meinem Fall, eben hoch motiviert ist.

Es kann natürlich sein, dass sich meine Gehirnzellen von dem Lernschock von damals noch immer nicht erholt haben und deshalb bis heute einigermaßen wach geblieben sind …

— *Arme graue Zellen. Wie war das, als Sie dann das Staatsexamen geschafft hatten?*
Toll. Ich schwebte 24 Stunden lang einen Meter über dem Boden. Am nächsten Tag war ich wieder normal und überlegte, wo ich meinen Facharzt machen wollte.

Ich habe übrigens einmal nachgeschaut, was die **Volkshochschulen** an interessanten Kursen anbieten. Und aus den unendlich vielen Möglichkeiten einige herausgesucht. Man stößt da eine Tür auf, die in neue, interessante Welten führt:

Hier, einfach wild durcheinander, als Beispiel aus der *Volkshochschule München*, eine kleine Auswahl aus den hunderten von Kursen, die man dort buchen kann[9]:

- Bäume verstehen – in Theorie und Praxis
- Ein Wochenende der Barockmusik
- Sternschnuppen – Grüße aus dem Weltall?
- Ein Paradies für Laubfrosch & Wechselkröte – Amphibien in Theorie und Praxis
- Kulturschätze Europas
- Ein neuer Geist in der Malerei
- Von der Amsel zum Zaunkönig
  Aber auch:
- Jede Menge Sprachen
- Digitales für Senioren
- Alter ist Zukunft

Und viele andere. Haben Sie Lust darauf bekommen? Dann trauen Sie sich, informieren Sie sich und melden Sie sich einfach an.

Warum erinnern wir uns?

Man könnte jetzt auf die Idee kommen, dass alles, was wir erlebt und gelernt haben, in diesen Milliarden von grauen Zellen geduldig lagert, um vielleicht eines Tages wieder ins Bewusstsein gerufen zu werden. So einfach ist das aber nicht. Zunächst kann man ja nicht immer bestimmen, was auf Dauer gespeichert wird. Das entscheidet unser Gehirn ganz alleine. Es filtert, aktualisiert und mistet ständig aus, bei Tag und besonders, wenn wir schlafen. Auch das Vergessen ist ein aktiver Prozess des Gedächtnisses. Wobei wir aber wissen, dass Dinge, die mit einer starken Emotion erlebt werden, viel eher gespeichert werden und länger im Gedächtnis bleiben.

Ich habe in meinem Buch ›Körperintelligenz‹ [10] das Beispiel eines Freundes beschrieben, der zum ersten Mal beim Pferderennen war und auf einen Außenseiter gewettet hat, nur weil der ihm gut gefiel. Dann gewann dieses Pferd gegen alle anderen. Den Anblick des galoppierenden Tieres auf der Ziellinie, das Getrappel, das Geschrei und das wilde Glücksgefühl hat der Freund nie wieder vergessen. Noch dazu, weil ihm sein Einsatz von 20 Euro einen dicken Gewinn gebracht hatte.

Wenn ich an die – ich glaube, es waren siebzig – Filme denke, die ich seinerzeit gemacht habe, so fallen mir merkwürdigerweise fast immer nur Szenen ein, die nichts mit der eigentlichen Arbeit, sondern mit besonderen Gefühlssituationen zu tun hatten. Beim Stichwort ›Für eine Handvoll Dollar‹ sind es die wunderbaren Abendessen mit dem Regisseur Sergio Leone, seinen Mitarbeitern und seiner ganzen italienischen Familie im Garten irgendeines Restaurants, mit Lachen, Lebensfreude – pure »Italianità« eben, die sich dramatisch von allem abhob, was ich vorher so an gemeinsamen Essen mit Kollegen erlebt hatte.

— *Und Clint Eastwood, der tolle Hauptdarsteller?*
War auch manchmal dabei. Und erzählte schon damals, dass er eines Tages Regie führen würde.

Ich erinnere mich auch sehr lebhaft an Außenaufnahmen in Südafrika (bei welchem Film weiß ich nicht mehr). Wir, die Schauspieler und die Techniker, wohnten damals ungefähr hundert Kilometer nördlich der Küstenstadt Durban direkt an einem Fluss, jeder in einem sogenannten *Roundavel*, einer kleinen runden Hütte. Eines Nachts hörte ich merkwürdige Geräusche vor meiner Hütte und machte die Tür auf. Da stand ein riesiges, wirklich riesiges Flusspferd und schaute mich an, als wollte es mich besuchen.

Erlebnisse, die mit starken Gefühlen einhergehen, speichert das Gehirn am liebsten

— *Und dann?*
Nichts »und dann«. Ich machte die Türe rasch wieder zu und das Riesentier fraß weiter friedlich das Gras um meine Hütte herum, bis es wieder zum Wasser hinuntertrottete.

— *Hatten Sie denn keine Angst?*
Ich glaube nicht. Das war eben eine Begegnung der besonderen Art … Ich habe Außenaufnahmen in fremden Ländern immer geliebt und bekam auch viele entsprechende Angebote, weil ich als »tropenfest« galt. Tropenfest hieß für die Filmemacher, dass ich nicht schreiend davonlief, wenn mal eine Schlange im Schminkraum auftauchte.

— *Oder ein Nilpferd vor der Tür.*
Was man nicht vergessen sollte: **Erinnern ist immer eine schöpferische Arbeit.** Das Gedächtnis liefert uns zwar Fakten, oft auch nur scheinbare Fakten. Wir müssen sie aber in einem kreativen Akt zusammensetzen und interpretieren. Dabei hilft uns unsere *kristalline Intelligenz*. Die Wissenschaft geht nämlich davon aus, dass wir über zweierlei Intelligenzen verfügen. Die eine umfasst das Wissen, die Beherrschung von Problemen und die sprachlichen Fähigkeiten, die wir uns durch Erfahrung erworben haben. Sie wird als *kristallin* bezeichnet, so als wären Milliarden von Wissenstropfen wie funkelnde Diamanten im Lauf der Zeit zu einem schimmernden Ganzen erstarrt. Sie bleibt uns fast immer lebenslang erhalten. Die andere ist die *flüssige Intelligenz*. Sie umfasst

Eigenschaften wie geistige Beweglichkeit und die Fähigkeit, sich an neue Umstände anpassen zu können. Diese »flüssige Intelligenz« ist durch das Altern eher gefährdet.

Und es stimmt ja auch: Neues haben wir früher locker akzeptiert und uns zu eigen gemacht, egal, ob es komplizierte Computerprogramme oder der berüchtigte Fahrkartenautomat war. Heute macht uns Neues vielleicht sogar etwas Angst. Aber gerade die Bewältigung von neuartigen Aufgaben, weg von der Routine, unterstützt die »flüssige Intelligenz«.

— *Ich musste neulich einen nagelneuen Leihwagen fahren, weil mein liebes altes Auto in der Inspektion war. Ich sage Ihnen: schauderhaft! Der Anlasser war auf einmal ein versteckter Drehknopf, den Sitz konnte man nur elektrisch vor- und zurück bewegen, dauernd hat mir ein Blinklicht gezeigt, dass man nur 50 fahren darf – wer kommt denn auf so idiotische Ideen? Ich habe vielleicht gezittert …*

… aber offensichtlich alles richtig gemacht. Gut so! Ich bin sicher, Ihre grauen Zellen waren begeistert.

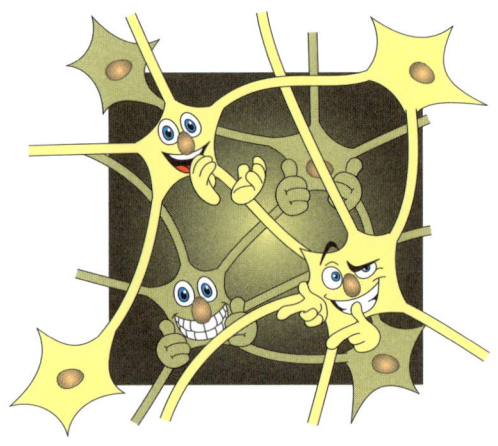

Vorsicht – Gehirn in Gefahr!

Man kann den grauen Zellen beim Älterwerden nicht alle Veränderungen ersparen. Man kann aber eine kluge Vorsorge betreiben und die größten Gefährdungen erkennen und abstellen.

- Für die Gesundheit und Leistungsfähigkeit unseres Gehirns mit seinem besonders hohen Sauerstoff- und Nährstoffbedarf bedeutet das in erster Linie, dass wir eine **mangelnde Blutversorgung** verhindern müssen. Das heißt, wir sollten alles unterlassen, was die großen und kleinen Arterien schädigen könnte und *Arteriosklerose*, also die Verkalkung dieser Gefäße, verursacht. Dazu gehören in erster Linie Rauchen, hoher bzw. schlecht eingestellter Blutdruck, Diabetes, hohe Cholesterinwerte. Glücklicherweise gibt es dagegen jeweils gute Behandlungsmöglichkeiten. Das größte Risiko ist der **Schlaganfall**, der durch Herzrhythmusstörungen, aber eben auch durch zu hohen Blutdruck ausgelöst werden kann.
- Über gefährliche Stürze haben wir schon in Kapitel 5, ab Seite 72 gesprochen. Leider sind dabei oft auch **Kopfverletzungen** zu beklagen. Sie können – wie auch bei manchen alten Boxern – zur vorzeitigen Hirnalterung, aber auch zur Parkinson-Krankheit oder sogar zu Demenz führen. Gehirnerschütterungen müssen deshalb unbedingt abgeklärt und durch völlige Ruhephasen behandelt werden.
- Wenn ein älterer Mensch unter **Depressionen** leidet, so bedeutet das auch eine Gefährdung seiner kognitiven Fähig-

keiten. Die Antriebskräfte sind gelähmt, die Interessen nehmen ab, die Hirnzellen werden nicht mehr gefordert und hören auf, mit anderen zu kommunizieren. Deshalb sollten psychische Probleme, die ja auch Folgen für das Herz und das Immunsystem haben, unbedingt professionell abgeklärt und behandelt werden. Über den vielleicht schlimmsten dieser Zustände, die Einsamkeit, werden wir noch ausführlich sprechen (siehe Kapitel 7, ab Seite 105).

◆ Noch eine Warnung: Große Vorsicht bei Schlafstörungen. Guter Schlaf – mindestens 6 bis 7 Stunden – ist gerade auch für ältere Gehirne wichtig. Im Schlaf werden die Informationen des Tages geordnet und das Gedächtnis wird gestärkt. Deshalb keine Horrorsendungen, keine zu schweren Mahlzeiten und nur wenig Alkohol am Abend. Ihr Schlafzimmer sollte gut gelüftet und möglichst vor Lärm geschützt sein. Vor allem aber: Nehmen Sie keine Schlaftabletten! Die machen nicht nur abhängig, sondern sie sind für ältere Menschen eine echte Gefahr. Denn der langsamere Stoffwechsel garantiert keinen normalen, rechtzeitigen Abbau der chemischen Substanzen im Körper. Das bedeutet: Diese Pillen können auch noch nach mehreren Stunden, oft noch den ganzen nächsten Tag lang wirken. Muskelkraft, Gleichgewichtssinn, Aufmerksamkeit, Reaktionsgeschwindigkeit und Gedächtnisleistungen können dadurch stark reduziert sein. (Erlaubt sind nur harmlose Mittel wie Baldrian, Melisse oder Hopfen.)

— *Und wenn man trotzdem nie gut schlafen kann?*
Dann wird der Hausarzt einen Facharzt für Gerontologie – also für Altersmedizin – zu Rate ziehen oder eine Nacht in

einem Schlaflabor veranlassen. Dort kann man Ursachen erkennen und entsprechende Empfehlungen aussprechen.

Graue Zellen, los geht's!

Sie wollen Ihre geistige Beweglichkeit erhalten? Und nicht unbedingt eine Sprache lernen oder einen Kurs in der Volkshochschule belegen? Dann versuchen Sie doch die folgenden Methoden:

Schreiben Sie Tagebuch! Es müssen nicht immer lange Texte und ein perfekter Satzbau sein. Stichworte genügen. Denn beim Schreiben hat man das Erlebte bereits wieder vor Augen, und bei jedem späteren Blättern und Nachlesen werden Sie sich noch einmal daran erinnern und so die beschriebenen Ereignisse fester im Gedächtnis behalten.

Üben Sie Kopfrechnen! Tut kein Mensch mehr, ich weiß. Zu einfach kann man alles per Taschenrechner oder Smartphone rechnen. Die meisten von uns Älteren können nicht einmal mehr multiplizieren oder dividieren, wenn sie Papier und Bleistift vor sich haben. Sie müssen ja auch nicht von Anfang an in Ihrem Kopf dreistellige Zahlen addieren oder subtrahieren. Fangen Sie mit dem Einmaleins an und steigern Sie sich. Eine schöne Beschäftigung, wenn man in der Badewanne, im Bus oder in der S-Bahn sitzt.

Lernen Sie Gedichte auswendig! Das tut ein Freund von mir, ein bekannter Hirnforscher, seit seinem 50. Geburtstag. Auch da muss man ja nicht gleich mit langen Balladen beginnen, sondern gerne mit ein- oder zweistrophiger Lyrik. Im

Gegensatz zum Kopfrechnen werden Sie dabei noch mit wunderbaren Gedanken der Dichter belohnt. Ein Beispiel? Bitte schön:

Um Mitternacht

Gelassen stieg die Nacht ans Land
Lehnt träumend an der Berge Wand
Ihr Auge sieht die goldne Waage nun
Der Zeit in gleichen Schalen stille ruhn;
Und kecker rauschen die Quellen hervor
Sie singen der Mutter, der Nacht, ins Ohr
Vom Tage,
Vom heute gewesenen Tage.

Das uralt alte Schlummerlied
Sie achtet's nicht, sie ist es müd';
Ihr klingt des Himmels Bläue süßer noch,
Der flüchtgen Stunden gleichgeschwung'nes Joch.
Doch immer behalten die Quellen das Wort,
Es singen die Wasser im Schlafe noch fort
Vom Tage,
Vom heute gewesenen Tage.

(Eduard Mörike, 1804–1875)

Weiter: **Schreiben Sie sich kleine Merkzettel!** Wenn Ihnen mehrfach bestimmte Namen oder Begriffe nicht einfallen – zum Beispiel Namen von Vögeln oder Blumen, oder auch von Menschen, die Sie nicht täglich sehen –, dann schreiben Sie die auf Zettel und hängen diese an Orte, die Sie täglich im Blick haben. An Ihren Computer, zum Beispiel, oder auch an den Kühlschrank in Ihrer Küche. Sie können sicher sein, dass Ihre Gedächtniszellen nach einigen Tagen verstanden haben, dass sie diese Namen bereithalten müssen.

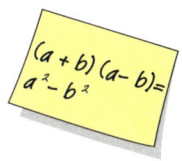

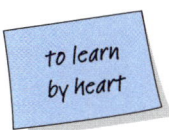

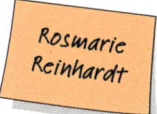

Die Tochter einer Freundin hat vor ihrem Abitur die Wohnung mit Zetteln gepflastert, auf denen wichtige englische Vokabeln oder Mathematikformeln standen. Wenn sie dann um Lampen, Stühle und Schränke tänzelte, dann wusste die Mutter: Aha – sie lernt. Durchaus zur Nachahmung empfohlen …

— *Sie haben noch gar nichts zu diesen Gehirnjogging-Möglichkeiten gesagt.*
Sie meinen Übungen wie Zahlenreihen fortsetzen oder geometrische Figuren analysieren oder Ähnliches? Ja sicher, darüber gibt es Bücher, das bringt auch etwas, genau wie Kreuzworträtsel lösen. Aber ich denke, lernen und das Gehirn beschäftigen macht doch viel mehr Spaß, wenn es sich um Dinge handelt, die uns interessieren oder die

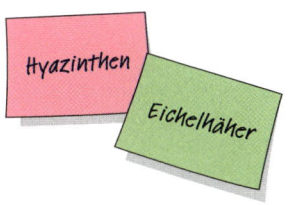

mit sozialen Aufgaben und unserem Alltag zu tun haben. Genau darum wird es in den nächsten Kapiteln gehen.

— *Die Sache mit dem Laubfrosch und der Wechselkröte in der Volkshochschule, die könnte mir vielleicht gefallen …*

Kapitel 7

Die schlimmste Alterskrankheit: Einsamkeit

»Das Alter ist kein Kampf; das Alter ist ein Massaker« – schreibt der amerikanische Autor *Philip Roth*. Zumindest behauptet das der Held seines Romans ›Jedermann‹.[11])

Das ist zwar etwas übertrieben, meine ich. Aber zugegeben: Älterwerden ist nicht immer ein Vergnügen. Wir wissen alle, dass es Kränkungen, Krankheiten und deprimierende Momente mit sich bringen kann. Es wäre eben wunderbar, wenn man gerade in dieser Phase des Lebens, in der man oft verletzlich, dünnhäutig, vielleicht auch ängstlicher und pessimistischer geworden ist, die Unterstützung einer sozialen Gemeinschaft hätte. Leider ist dieses selbstverständliche Miteinander, das Eingehen auf die Bedürfnisse anderer eher selten geworden. Nachbarn, Arbeitskollegen oder sonstige Bekannte, mit denen man früher einen vielleicht losen, aber freundschaftlichen Kontakt hatte, sind mit sich selbst beschäftigt, und die letzte nette Unterhaltung über den Gartenzaun oder im Treppenhaus, in der man über Gott und die Welt geredet hat, liegt Monate oder Jahre zurück. Was ist da passiert?

Soziologen, die dieses Phänomen der Abgrenzung seit Längerem beobachten, stellen es in Zusammenhang mit einem stärker gewordenen Konkurrenzdenken in allen westlichen Gesellschaften. Mit der allgemeinen Verfolgung eigener Interessen und einem ziemlich grausamen Zurückbleiben all derer, die dem Wirtschafts- und Leistungsdruck nicht gewachsen sind.

Dabei ist der Mensch nicht von sich aus egoistisch, versichern die Forscher. Im Gegenteil. Im Grunde sind wir soziale Wesen, die sich gegenseitig unterstützen, sich vertrauen und helfen möchten. Und selbstverständlich können wir uns auch heute noch, jedenfalls in den meisten Fällen, auf unsere Freunde und auf die Familie verlassen. Das ändert aber nichts an der Tatsache – und hier zitiere ich die bekannte englische Wirtschaftswissenschaftlerin *Noreena Hertz* – »*dass wir uns als Konkurrenten statt als Verbündete verstehen, als Verbraucher statt als Bürger, Sammler statt Teiler, Nehmer statt Geber, Geschäftemacher statt Helfer; als Menschen, die nicht nur zu beschäftigt sind, sich um ihre Nachbarn zu kümmern, sondern noch nicht einmal wissen, wie diese heißen*«.[12])

Deshalb müssen wir über ein Thema sprechen, das für uns alle, vor allem aber für viele Ältere, zu einem großen Problem werden kann: über Einsamkeit.

Wir brauchen Zugehörigkeit

Nein – es ist nicht nur diese fürchterliche Corona-Situation, die uns monatelang von allen Vergnügungen abgeschnitten hat, von den Freunden, von allen Familienfeiern, Stammtischen, vom gemeinschaftlichen Lernen, vom Schwatz im Vorgarten und beim Friseur und sogar vom Geldausgeben im Klamottenladen. Die Pandemie hat dieses Gefühl »ich bin eigentlich völlig allein« vielleicht verstärkt. Latent vorhanden war es wahrscheinlich schon vorher. Es sind auch nicht immer die anderen, die zu beschäftigt sind, sei es mit Homeoffice oder mit ihrem Twitter-Account oder mit weiß der

Himmel welch wichtigen Dingen. Oft sind es auch wir selbst, die sich zurückziehen, vor allem nach persönlichen Verlusten. Die Kinder wohnen woanders, Reisen war ohnehin nicht möglich und wird jetzt vielleicht zu mühsam. Der Freundeskreis hat sich irgendwie aufgelöst. Und damit beginnt der Rückzug aus dem aktiven Leben. Eine fatale Entwicklung.

Fatal deshalb, weil dieses Gefühl des Nicht-mehr-dazugehörens die Seele vergiftet und damit gleichzeitig den Körper schädigt.

Wohlgemerkt: Einsamkeit ist etwas völlig anderes als Alleinsein. Ich kenne viele Menschen – und gehöre wohl auch selbst zu ihnen –, die problemlos über eine gewisse Zeit alleine sein können. Die sich dabei kreativ beschäftigen, Pläne schmieden, Ordnung in der Wohnung und vielleicht auch in ihrem Kopf schaffen. Einsam aber ist man wie gelähmt. Man ist antriebslos, abgeschnitten von allen Kraftquellen, überfallen von schwarzen Gefühlen, nahe an einer Depression.

Einsam kann ich nicht sprechen, einsam kann ich nicht mehr richtig denken. Die Gedanken, die mir bleiben, haben keine Resonanz, drehen sich im Kreis wie auf den Schienen einer Spielzeugeisenbahn, ohne Anfang, ohne Ende. Und dabei vergrößern sich banale Probleme bis ins Bedrohliche.

Kein Wunder, dass Menschen dann oft auf bizarre Ideen kommen, auf Verschwörungsideologien, auf alles, was ihnen Zustimmung und Zugehörigkeit verspricht.

Um noch einmal die Professorin *Noreena Hertz* zu zitieren: »*Schon bevor das Coronavirus mit seiner Vergiftung des persönlichen Kontakts einen ›Rückgang des Soziallebens‹ auslöste, bezeichneten sich drei von fünf Erwachsenen in den USA als einsam. In Europa stellte sich die Lage ähnlich dar. Zwei*

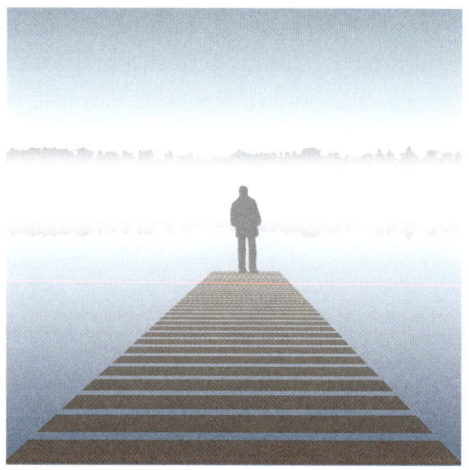

Drittel der deutschen Bevölkerung hielten Einsamkeit für ein großes Problem ...«

Ähnlich erschreckende Zahlen zitierte die Wissenschaftlerin auch aus Studien in den Niederlanden, in Schweden, der Schweiz und Großbritannien, wo es sogar – kein Scherz – eine »Ministerin für Einsamkeit« gibt.

Was tun?

— *Wieso haben Sie auf einmal so düstere Gedanken?*
Wir befinden uns hier ja auf einer Reise hin zu einem erfüllten, erfolgreichen und gesunden Älterwerden. Da macht es keinen Sinn, wenn ich Probleme und Gefahren einfach ausblende, statt sie anzusprechen und mit Ihnen über Lösungen nachzudenken.

Bloß nicht ausgegrenzt sein: Der Mensch ist ein soziales Wesen

Es geht ja nicht nur um seelische und geistige Befindlichkeiten. Die

Wissenschaft der Psychosomatik hat uns mehr als deutlich gezeigt, dass die Psyche direkten Einfluss auf den Körper hat. Das heißt, die Zellen des Gefühlszentrums in unserem Gehirn verständigen sich auf millionenfache Weise mit denen des nahe gelegenen Hypothalamus, dem Herrscher über die unbewussten Körperfunktionen. Atmung, Temperatur, Herzschlag, Hormone, Hunger, Durst etc. – alles wird von hier aus gesteuert.

— *Aha, daher das Herzklopfen, wenn man plötzlich den Menschen sieht, den man mag.*
Zum Beispiel. Oder das rasche Atmen, wenn etwas uns Angst macht.

Einsamkeit macht krank

Körperlich und seelisch. Viele Altersforscher halten sie für die schlimmste, weil so weit verbreitete Krankheit des älteren Menschen. Einsame sind in einer Art Dauerstress, ohne dies so richtig wahrzunehmen. Dauerstress aber überlastet und schädigt das Immunsystem, weil dabei ständig ein Zuviel an Entzündungsstoffen im Körper zirkuliert. Kortison, Blutdruck und Blutfette können dadurch erhöht sein. Wenn aber die Immunabwehr des Körpers geschwächt ist, sind wir auch anfälliger für Infektionen und für Krebskrankheiten. Verschiedene Studien haben, zusammengefasst, ergeben, dass Veränderungen der Herzkranzgefäße und Schlaganfälle bei Menschen ohne ausreichende soziale Bindungen deutlich häufiger sind. Und dass Einsamkeit zu geistigen Einschränkungen bis hin zur Demenz führen kann.

— *Kann einem vor Einsamkeit nicht auch das Herz brechen?*
Sie meinen das »Syndrom des gebrochenen Herzens«? Das gibt es tatsächlich. Wenn auch nicht unbedingt als Folge von Einsamkeit. Meistens geht diesem plötzlichen Herzversagen ein großer Schreck oder ein akutes schockierendes, Angst machendes Erlebnis voraus. Die Symptome sind ähnlich wie bei einem Infarkt.

Bei der Untersuchung im Herzkatheter-Labor sieht man dann, dass die linke Herzkammer in einer Art von Schockstarre verharrt und nur noch minimal pumpt. Inzwischen kennt man auch den Mechanismus dieses bedrohlichen Zustands: Im Gefühlszentrum des Gehirns entstehen auf Grund der Angst oder Aufregung große Mengen von Botenstoffen, die wiederum riesige Mengen von Stresshormonen wie *Adrenalin* und *Noradrenalin* im Körper freisetzen. Als Folge verkrampfen sich die kleinen Blutgefäße, die den Herzmuskel versorgen. Das heißt: Das Herz wird einerseits durch die Stresshormone maximal angetrieben, bekommt aber andererseits viel zu wenig Sauerstoff. Das führt zu dieser gefährlichen Lähmung.

— *Und dann?*
Kommt darauf an. Meistens genügt es, wenn man beruhigende Medikamente verabreicht und den Patienten intensiv überwacht, bis er sich spontan im Lauf von einigen Tagen wieder erholt. In sehr bedrohlichen Fällen kann man sogar vorübergehend eine kleine Pumpe einbauen, die den Kreis-

lauf unterstützt, bis das Herz wieder von selbst arbeitet. Das ist ein allerdings dramatisches Beispiel für die Macht, die Gefühle über den Körper haben können.

Noch einmal: Mutig sein!

— *Was kann man denn tun, wenn man einsam ist?*
Ich glaube, der erste Schritt besteht zunächst darin, sich diesen Zustand einzugestehen. Was gar nicht so einfach ist, denn es bedeutet ja im Grunde ein Gefühl der Niederlage, wenn ich mir sagen muss: Ja, verdammt nochmal, ICH BIN EINSAM. Denn der nächste Gedanke ist selbstverständlich: Warum bin ich einsam? Mag mich niemand? Oder habe ich Freunde, Verwandte, Bekannte, Kollegen schlecht behandelt? Bin ich langweilig oder ständig schlecht gelaunt oder einfach uninteressant geworden? Oder liegt es gar nicht an mir, und sie alle beschäftigen sich eben lieber mit Jüngeren oder mit ihren Tablets und dem Internet?

Man kann natürlich andere Leute oder die Situation, in der man lebt, dafür verantwortlich machen. Das bringt aber keine Lösung des Problems. Denn im Grunde geht es doch darum, mit anderen Menschen wieder in Kontakt zu kommen, wahrgenommen und wertgeschätzt zu werden. Übrigens: Nicht via WhatsApp oder Facebook oder sonstige Medien, sondern im richtigen Leben.

Also: Es geht los!

Sie sind vielleicht etwas älter, aber Sie sind ganz sicher nicht langweilig und nicht uninteressant! Niemand ist das nach einem längeren Leben. Das heißt, Sie sind nicht irgendwer. Sie sind eine Persönlichkeit mit Geschichte und Zukunft. Mag sein, dass Ihre Ansichten ein wenig altmodisch erscheinen, aber das macht nichts, sicher können Sie, wenn nötig, relativ schnell dazulernen.

— *Ich habe eine Idee! Vielleicht sollte ich einfach meine frühere Freundin mal wieder anrufen und sagen: Tut mir so leid, dass ich lange nichts von mir hören ließ. Wie geht es Dir denn? Wollen wir uns mal wieder treffen?*

Oder ich könnte einen Kuchen backen und zu den Nachbarn rüberbringen und sagen: Leute, sorry, aber ich denke, wir sollten einfach öfter miteinander reden …

Ja, zum Beispiel. Das wird natürlich nicht immer klappen. Dann muss man zu anderen Möglichkeiten übergehen. Es kommt dabei allerdings auf eine Eigenschaft an, die ältere Menschen ohnehin dringend brauchen: Mut.

Mut, um auf Menschen zuzugehen – auch wenn das bedeutet, dass Sie sich einer Gemeinschaft anschließen, mit der Sie vorher nichts zu tun hatten.

Leider hat das Wirtshaus seine wunderbare Funktion als unverbindlicher Treffpunkt für alle möglichen Leute weitgehend verloren. Aber die Städte und Gemeinden bieten erstaunlich viele Möglichkeiten des Zusammenseins an. Hier, in der Gemeinde, in der ich wohne, gibt es mehrere verlockende Angebote: Zum Beispiel Aktionen für den Naturschutz; ein Verein, der sich um Kinder und Kindergärten kümmert; der hiesige Sportclub bietet viele Kurse an, von *Aerobic Dance* bis *Seniorenturnen*, der Bridge-Club und so weiter …

TSV Rosendorf
wöchentliche Angebote

Angebot	Trainer	Wann
Yoga	Theresa	jeden Montag 10:00 – 11:30 Uhr
Zumba	Rainer	jeden Dienstag 15:00 – 16:00 Uhr
Pilates	Bianca	jeden Mittwoch 10:00 – 11:30 Uhr
Rücken fit	Kojan	jeden Donnerstag 11:00 – 12:00 Uhr
Skigymnastik	Lisa	jeden Freitag 11:00 – 12:00 Uhr

alle Veranstaltungen finden Sie auch auf "TSV-Rosendorf.de"

Sie können einfach zur nächsten Versammlung gehen, sich umsehen, Leute dort ansprechen und sich beraten lassen.

Oder Sie informieren sich über die Programme, die die Kirchen anbieten. Die setzen übrigens nicht voraus, dass Sie religiös sind oder einer bestimmten Konfession angehören. Und wahrscheinlich wären Sie überrascht, welch große Auswahl an Gemeinschaftstreffen es dort gibt: Von Kursen über Umwelttechnik bis Mitgliedschaft in einem Musikensemble, von Kulturforen, Ausstellungen bis, selbstverständlich, Seniorenclubs. Sicher sind die Möglichkeiten da, wo Sie leben, ähnlich vielfältig. Wobei gemeinschaftliche Kampagnen, deren Ziel es ist, *anderen Menschen zu helfen*, wohl am meisten dazu beitragen würden, dass Sie sich gebraucht, geschätzt und anerkannt fühlen. Und nicht mehr einsam. Ich denke da zum Beispiel an Mitarbeit bei einer Tafel oder bei der Betreuung von Migrantenkindern oder bei einer Ambulanten Krankenpflege.

Also: Seien Sie mutig, lassen Sie sich auf solche Angebote ein, probieren Sie sich dabei aus. – Und selbstverständlich können Sie zu einer anderen Gruppe wechseln, wenn Sie in der ersten nicht glücklich sind. Oft entwickeln sich daraus auch echte persönliche Freundschaften.

> *Sich um andere Menschen kümmern, egal wer sie sind und woher sie kommen, ist der sicherste Weg aus der Einsamkeit*

Mut brauchen Sie allerdings auch für die fast unvermeidlichen Einbrüche, die das Alter für Sie, wie für jeden von uns bereithält. Ich spreche nicht von den kleineren und größeren Alltagsproblemen, seien es körperliche, seelische, familiäre oder finanzielle. Ich spreche von deprimierenden Lebensphasen, ausgelöst durch Krankheiten, Schmerzen, Kränkungen und, am schlimmsten, vom Verlust von Freunden und von geliebten Menschen.

Kranksein im Alter

Es ist verständlich, dass Krankheiten, vor allem, wenn es sich um ernstere körperliche Probleme handelt, im Alter anders wahrgenommen werden als in jüngeren Jahren. Schon weil man spürt, dass der Körper keine unbeschränkten Reserven mehr hat.

— *Ich weiß noch, mein Vater hatte Durchblutungsstörungen in seinen Beinen, die Schaufensterkrankheit. Und er hatte schreckliche Angst, dass er das Bein verlieren würde.*

Gesundheitliche Schwächen werden im Alter oft zu riesigen Bedrohungen mit dem zentralen Gedanken: »Das war es jetzt. Das ist der Anfang vom Ende.«

Ist es natürlich nicht! Oder nur in seltenen Fällen. Aber die Zuversicht, dass man eine Krankheit – und sei es eine schwere – behandeln und oft auch heilen kann, scheint bei älteren Menschen meistens nicht oder nicht mehr vorhanden zu sein. Dabei gibt es gerade auf dem Gebiet der Geriatrie, also der Altersmedizin, in den letzten Jahren riesige Fortschritte.

- Ich denke da zum Beispiel an eine bestimmte Art von **Leukämie,** ein Blutkrebs, der häufig bei über Siebzigjährigen auftritt. Noch vor wenigen Jahren hätte man nur die Möglichkeit gehabt, ziemlich aggressiv mit Chemotherapie zu behandeln. Heute haben die Biotechniker Medikamente entwickelt, zum Beispiel künstliche Antikörper, die diese Tumorzellen gezielt angreifen und sie zum Absterben zwingen. Verglichen mit der früheren Behandlung sind diese Therapien sehr wirksam und ausgesprochen gut verträglich.
- Bei einem **Schlaganfall** konnte man früher nur versuchen, das Gerinnsel, das in der Gehirnarterie die Blutzufuhr zu den Zellen versperrte, durch ein Medikament aufzulösen. Heute sind Spezialisten – Neuroradiologen – oft in der Lage, den Pfropf mit einem Katheter herauszuziehen und so die Durchblutung der Gehirnzellen rechtzeitig wieder herzustellen, sodass keine schlimmen Schäden bleiben.

Deshalb ist es übrigens so außerordentlich wichtig, Betroffene so rasch wie irgend möglich in eine Klinik und dort in eine Spezialabteilung, die »Stroke Unit«, zu bringen.

- Auch auf dem Gebiet der Herzkrankheiten haben wir unglaubliche Fortschritte gemacht, die gerade älteren Patienten zugutekommen. Früher musste man noch den Brustkorb öffnen, um eine defekte Herzklappe zu behandeln oder zu ersetzen. Ein großer Eingriff, der eine starke Belastung für ältere Menschen darstellt und deshalb bei ihnen oft nicht mehr gewagt wurde. Inzwischen haben die Kardiologen die tollsten Techniken erfunden, um diese Klappen per Katheter – also mit einem dünnen Schlauch durch die Blutgefäße – zu reparieren und sogar auszutauschen!
Seit auch die Herzkranzgefäße mit solchen Methoden behandelt oder ersetzt werden können, ist die Zahl der Menschen, die relativ früh an einem Herzleiden sterben, überall in der Welt stark zurückgegangen.

— Können Sie nochmal kurz schildern, wie das Herz überhaupt funktioniert?
Gerne. Ich denke, das Herz ist ein unbegreifliches Wunder. Wie jeder weiß, pumpt es ständig Blut durch unsere Adern, um so den ganzen Körper, von der großen Zehe bis zum Gehirn, mit Sauerstoff und Nährstoffen zu versorgen. Es ist ganz erstaunlich, wenn man nachrechnet, welch gigantische Leistung dieses Organ vollbringt: In jeder Minute wird die gesamte Blutmenge – beim Er-

Bei auch nur leisestem Verdacht auf einen Schlaganfall sofort die 112 wählen! Zeit ist Hirn!

Kranksein im Alter 119

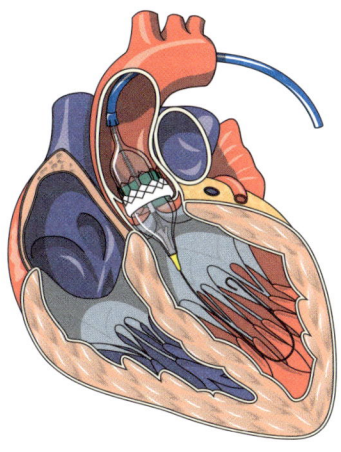

Herzklappen können in vielen Fällen mithilfe von Kathetern ohne große Operation repariert werden. Hier: Die kaputte Aortenklappe wird durch eine neue ersetzt.

wachsenen sind das fünf bis sechs Liter – durch den Körper gepumpt. Rechnen Sie mit: In 24 Stunden schlägt das Herz ungefähr 100 000-mal und transportiert dabei eine Menge von 7000 bis 8000 Litern! Ein natürlicher Schrittmacher, der *Sinusknoten,* und Zellen, welche die elektrischen Impulse weiterleiten, sorgen für das regelmäßige Zusammenziehen und Entspannen der Muskelstränge. Eine Maschine, die täglich 8.000 Liter befördert, 365 Tage im Jahr, womöglich 90 Jahre lang – oder noch länger –, muss aus einem besonderen Material bestehen. So sind die Herzmuskelzellen auch mit ganz speziellen, Energie produzierenden Kraftwerken (*Mitochondrien*) ausgerüstet.

Sie sollten Ihrem Herzen unbedingt dabei helfen, lebenslang diese Schwerarbeit zu leisten, indem Sie die besonderen

Gefährdungen vermeiden: Rauchen, hohen Blutdruck, zu hohes Cholesterin, Diabetes, Bewegungsmangel und – ganz wichtig! – seelischen Stress.

- An **Darmkrebs,** einer weiteren häufigen Erkrankung älterer Menschen, sterben glücklicherweise immer weniger Patienten und Patientinnen. Das liegt vor allem an der hocheffizienten Vorsorge: die Untersuchung von Stuhlproben und vor allem durch die rechtzeitige Darmspiegelung. Aber auch wenn es zu einer Erkrankung kommt, hat die Medizin heute neben den chirurgischen Maßnahmen neuartige Medikamente, die eine Heilung oder zumindest eine deutliche Lebensverlängerung möglich machen.
- **Rückenschmerzen** sind ein großes Thema bei den Hausärzten. Sie sind deshalb so schwierig zu diagnostizieren und zu behandeln, weil sich hinter ihnen die unterschiedlichsten Ursachen verbergen können. Anatomische Veränderungen wie Wirbelgleiten oder die berüchtigten Bandscheibenvorfälle, bei denen sich die weichen »Stoßdämpfer« zwischen den Wirbeln in den Rückenmarkskanal wölben und auf die Nerven dort drücken. Auch Nierenkrankheiten oder Veränderungen an der Schlagader können sich als Rückenschmerzen tarnen. Am häufigsten aber sind es die Muskeln des Rückens, die sich verhärten, sei es, weil sie falsch belastet werden oder weil wieder einmal die Seele an ihnen zerrt. Berühmt sind die Schmerzen nach der Auseinandersetzung mit einem ekelhaften Chef. Bekannt sind aber auch die zunehmenden Beschwerden im Alter, wenn einerseits die Beweglichkeit nachgelassen hat, andererseits aber mögliche Depressionen diese Muskeln verhärten.

So haben Fachleute festgestellt, dass gerade in der Pandemiezeit viele ältere Patienten über heftige Schmerzen im Bereich der Wirbelsäule klagten. Bei der Untersuchung und einer intensiven und einfühlsamen Befragung stellte es sich dann sehr oft heraus, dass es irgendwie große Angst war, die den alten Herren oder die betagte Dame befallen hatte und den Rücken verspannte. Angst und – Einsamkeit. Und da ist sie wieder, die Krankheit unserer Zeit. Und es bedarf eines klugen und sensiblen Arztes, um mit diesen Gefühlen und Schmerzen umzugehen und den Patienten zu helfen.

— *Wissen denn meine Ärzte über alle diese Zusammenhänge und neuen Methoden Bescheid?*
Natürlich wissen sie das alles. Ich nehme an, Sie haben eine gute Hausärztin oder einen guten Hausarzt.

— *Hausärztin.*
Dann wird sie bestimmt dafür sorgen, dass auch Ihr Stoffwechsel optimal funktioniert, dass die Nieren- oder die Schilddrüsenwerte, die Blutfette, die Blutzuckerwerte, dass vor allem Ihr Blutdruck im Normbereich liegt (höchstens 140 zu 80). Wobei Ihre Doktorin wahrscheinlich Erfahrung und vielleicht sogar eine besondere Ausbildung für die Behandlung älterer Menschen hat. (Es gibt beispielsweise ein spezielles Verzeichnis, die sogenannte *PRISCUS-Liste*, die bestimmte Medikamente nennt, die für Ältere ungünstig sind und die dafür Alternativpräparate vorschlägt.) Ihre Ärztin wird sicher auch spüren, wenn mit Ihrer Seele einmal etwas nicht stimmt, wenn Sie vielleicht eine leichte Depression oder Angststörung über-

kommt, und Sie sollten dann keine Hemmung haben, Ihr Herz auszuschütten. Solche depressiven Phasen sind nicht ungewöhnlich, wenn man älter ist. Wahrscheinlich wird sie Sie dann zu einem Psychotherapeuten empfehlen. Eine Gesprächstherapie oder vielleicht vorübergehend ein leichtes Antidepressivum wird Ihnen helfen, Ihre Lebensfreude zurückzugewinnen.

Also: Nur Mut! Vertrauen Sie sich ihr an. Sie wird Sie auch über die so wichtigen Vorsorgeuntersuchungen informieren und Sie, wenn nötig, rechtzeitig zu Fachärzten überweisen.

— *Und mich beraten, wenn es meiner Mutter schlecht gehen sollte.*
Ja, sicher. Ich finde es übrigens bewundernswert, wie viele Angehörige ihren erkrankten Vater oder die Mutter pflegen. Und glücklicherweise gibt es für Menschen, die alleine sind, inzwischen fast überall die Ambulante Krankenpflege. Je nach den Bedürfnissen der Kranken wird von Pflegediensten auch Hilfe im Haushalt geleistet und, wenn nötig, kann man sich sogar Nachtwachen vermitteln lassen. Ich rate älteren Menschen immer, rechtzeitig mit ihrer Krankenkasse und mit den lokalen Pflegediensten über solche Möglichkeiten zu sprechen, um für den Notfall Bescheid zu wissen.

Gegen die große Traurigkeit

Niemand kann Sie darauf vorbereiten, was es bedeutet, einen geliebten Menschen zu verlieren. Einen Menschen, mit dem man vielleicht lange Jahre zusammengelebt, mit dem man täglich diskutiert und gelacht hat. Der einen so gut wie niemand sonst kannte und mit dem es so viele gemeinsame Erinnerungen, Interessen und Überzeugungen gab. Ich weiß, wovon ich spreche.

Kinder, Freunde, all die Helfer, die man hat, um über den Verlust hinwegzukommen, sind wichtig. Aber es hat sich etwas Grundlegendes im Leben geändert: Die *Leichtigkeit des Seins*, wie es so schön heißt, ist einem abhandengekommen. Und man ahnt, dass sie wahrscheinlich nie mehr zurückkommen wird.

Was könnte in dieser Situation helfen?

Die Zeit?

Sagt man immer. Und sicher, man funktioniert schließlich auch weiter im täglichen Leben, mit vielen Aufgaben und Anforderungen des normalen Alltags. Aber ob die Hoffnung, diesen Verlust nicht mehr so intensiv zu spüren, sich in einigen Monaten oder Jahren erfüllen wird, weiß man eben nicht. Und hat dieses intensive Verlustgefühl nicht auch eine tröstliche Seite? Bin ich nicht unbewusst immer noch in einer Art Zwiegespräch mit dem oder der Verstorbenen? Denke ich nicht immer noch in unserer gemeinsamen Sprache, in der wir uns so gut verständigt haben? Höre unsere Musik? Schaue vielleicht sogar wieder ›unserem‹ Fußballverein

Wir brauchen Mut, um nach Verlusten einen neuen Anfang zu wagen.

im Fernsehen zu? Mag sein, dass es ja tatsächlich in zwei oder drei Jahren anders sein wird, wenn neue Erlebnisse und Einflüsse sich über die bisherigen legen. Denn, kein Zweifel, offen für Neues muss man bleiben, sonst ist man verloren. Die Jahre des gemeinsamen Lebens und Erlebens aber sollten wir in der Rückschau als ein großes Geschenk ansehen.

— *Sie meinen also, Trauer kann auch positive Seiten haben?*
Die hatte sie immer schon. Nicht umsonst sind Trauerrituale bei allen Völkern und in allen Religionen wichtige Zeremonien, die den Zurückbleibenden sehr helfen können. Die größte Hilfe aber wird von den Freunden und Angehörigen kommen. Intensive soziale Kontakte mit ihnen beschützen uns vor schwarzen Gefühlen und vor Einsamkeit.

Und dann gibt es noch andere Trostspender in solchen Situationen: unsere Tiere.

Was täten wir ohne Hunde und ohne Katzen …

Ich gehöre zu den glücklichen Menschen, die immer, seit ihrer Kindheit, mit Tieren zusammenleben durften.

Im Krieg hatte meine Mutter einige Kaninchen besorgt, die in hübschen, geräumigen Käfigen lebten oder sich miteinander auf der eingezäunten Wiese vergnügten. Das eigentliche Motiv, in einer mehr oder weniger fleischlosen Zeit solche Tierlein zu halten, brauche ich nicht zu erklären …

Da hatte meine Mutter aber nicht mit ihren Kindern, meinem kleinen Bruder und mir, gerechnet. Wir gaben den Kaninchen passende Namen (»Hüpferle«, »Samtpfoti«, »Seidenfell« usw.), fütterten sie und spielten mit ihnen. Die Vorstellung, dass sie eines Tages im Kochtopf landen könnten, war damit absolut undenkbar geworden. Ich glaube, sie starben, hochbetagt, irgendwann an Altersschwäche.

Meine erste kleine Katze schmuggelte ich im Schulranzen nach Hause. Die Katze einer Schulfreundin hatte Junge bekommen. Daheim sagte ich vorher nichts, um kein »Nein« zu hören. Als das acht Wochen alte Katzenbaby dann sein Köpfchen aus der Mappe streckte und zart miaute, war es selbstverständlich auch um meine Mutter geschehen. Ich durfte es behalten und es entwickelte sich zu einem wunderschönen und klugen Tier. Klug auch deshalb, weil es zwei Jahre später, an Ostern, als die ganze Familie die Lebensmittelmarken zusammengelegt hatte, um wenigstens ein halbes Pfund Schinken für die Feiertage zu haben, auf irgendwelche Weise den Schrank aufbekommen und den Schinken bis auf den letzten Rest aufgefressen hat.

— *Oh nein! Was haben Sie dann mit der bösen Katze gemacht?*
Natürlich nichts! Das war doch auch keine »böse« Katze. Wir haben, wenn auch mit einigem Seufzen, verstanden, dass sie eben auch einmal einen Festbraten haben wollte.

Ich habe immer mit Hunden oder Katzen, meist aber mit Hunden *und* Katzen gelebt. Und mit Vergnügen und Rührung gesehen, wie zum Beispiel unser Golden Retriever »Ella« zwei Katzenkinder mit aufzog, die in ihrem Fell schliefen und die sie vorsichtig in ihrem Maul herumtrug. »Bessie« heißt unsere derzeitige Hausgenossin, eine Welsh-Corgi-

Hündin, ziemlich verfressen und dadurch etwas übergewichtig, obwohl ich täglich länger mit ihr spazieren gehe. Sie hat kurze Beine, einen wunderschönen Kopf, einen kleinen Hängebauch, einen langen Fuchsschwanz und ein unglaublich liebenswürdiges Wesen. Und sie kann Gedanken lesen – meine jedenfalls.

Man muss kein Psychologe sein, um zu verstehen, welche Bedeutung Tiere im Leben eines Menschen haben können. Schon für Kinder ist es herrlich, wenn sie den Familienhund an der Leine ein wenig herumzerren und ihm in dem strengen Ton Befehle zurufen können, den sie selbst oft genug von den Großen zu hören bekommen. Die Hunde haben dafür volles Verständnis.

Selbst so kleine Wesen wie Meerschweinchen üben einen guten Einfluss auf Kinder aus und schulen deren Verantwortungsbewusstsein.

— *Ich hatte als Kind auch Meerschweinchen. Sie waren meine Freunde, und ich hab' mich bei ihnen ausgeweint, wenn ich in der Schule mal wieder Zoff mit den anderen Kindern hatte.*
Mit einem Tier im Haus ist man nicht einsam. Tiere haben außerdem ein feines Gespür dafür, wenn es einem nicht gut geht. Und wenn man traurig ist, dann findet ein Hund Gesten, um sein Mitgefühl zu zeigen und zu sagen: alles gut, ich bin ja da.

Meine Hündin Bessie erlebte selbst eine schwere Zeit der Trauer, als ihr Corgi-Freund Charly, mit dem sie aufgewachsen war, plötzlich starb. Sie hat sich dann noch enger an uns, ihre Menschen, angeschlossen.

Tiere lieben bedingungslos. Sie finden uns schön, auch

wenn wir Falten haben, sie sind arglos und frei von Bosheit. Sie sagen uns unmissverständlich: »Hunger!« »Spazieren gehen!« oder »Der Nachbarshund ist doch das Letzte!«, Aber natürlich sind sie auch unendlich komplizierte Wesen und geben uns ständig Rätsel auf. Darum sind sie auch nie langweilig.

Eigentlich sehr erfreulich, dass während der Corona-Pandemie viele Leute zum ersten Mal erlebt haben, dass das Zusammenleben mit einem Tier eine echte Bereicherung ist.

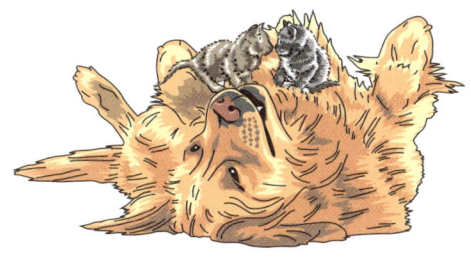

Kapitel 8

Die Welt immer wieder mit neuen Augen sehen

— **Was machen Sie eigentlich,** *um gesund und fit zu bleiben? Oder ist das ein Geheimnis?*
Überhaupt kein Geheimnis. Aber über das Wichtigste haben wir doch schon gesprochen, nämlich über gesunde Ernährung und viel Bewegung. Und über lebenslanges Lernen.

— *Ich weiß. Spazierengehen und so. Aber haben Sie nicht noch andere Tipps?*
Noch einmal: Körperliche Aktivität – täglich wenigstens eine halbe Stunde – und gesundes Essen sind meiner Meinung nach die Grundlage für Gesundheit im Alter, auch für mich. Aber gut, lassen Sie mich nachdenken.
- Also: Im Haus und im Garten laufe ich immer mit sogenannten Clogs herum. Das sind Schuhe mit einer leichten Holzsohle und freier Ferse. Man wird dabei gezwungen, ständig die Fußmuskeln anzuspannen. Diese »Muskelpumpe« hilft den Venen, das Blut gegen die Schwerkraft in Richtung Herz zu transportieren. Das geschieht selbstverständlich ganz automatisch, sobald man sich daran gewöhnt hat. Kann ich sehr empfehlen. Die Schuhe gibt es in allen Sanitätsgeschäften.
- Oder: Zu Hosen trage ich sehr gerne leichte Stütz-Kniestrümpfe. Also nicht im Hochsommer, da sind sie mir zu warm. Aber sonst eigentlich das ganze Jahr über.

— *Und warum?*
Sie üben eine leichte Kompression auf die Beinvenen aus, das

ist günstig, wenn man einmal länger stehen muss. Aber auch wenn man stundenlang sitzt, am Computer oder im Studio, ist das sehr angenehm. Die Beine bleiben schlank. Das kennen Sie doch von Langstreckenflügen, bei denen es dringend empfohlen wird. Wichtig wäre es auch bei einer Neigung zu Krampfadern (die ich allerdings nicht habe).

Über das morgendliche Heiß- und dann Eiskalt-Duschen haben wir auch schon gesprochen. Man fühlt sich danach fabelhaft, und das Immunsystem wird aufgeweckt. Wenn man vorher noch mit einem *Luffaband* oder mit einer Bürste die Haut massiert und dadurch die Lebensgeister anregt, ist der Effekt noch intensiver.

— Ich habe in einem Ihrer Bücher mal gelesen, dass Sie ein besonderes Licht am Badezimmerspiegel empfehlen …
Du liebe Zeit! Das hat mir viele lustige und auch spöttische Bemerkungen eingebracht. Unter dem Begriff »Schönheitstipps« hatte ich damals beklagt, dass das Licht in den Badezimmern auch der guten Hotels meistens schauerlich ist, sodass man sich kaum wiedererkennt und schon mal deprimiert in den Tag startet. Als Gegenbeispiel hatte ich scherzhaft erwähnt, dass man auch zu Hause eine Beleuchtung anbringen kann, die gute Laune und Optimismus verbreitet.

— Und wie sieht die aus?
Wollen Sie das wirklich wissen? Also, ich zitiere:
»Wenn Sie in Ihren Spiegel schauen, wollen Sie nicht wie Herr oder Frau Frankenstein aussehen. Weiches, diffuses Licht hilft Ihnen, sich auch nach Party-Nächten oder anderen Überstunden attraktiv zu finden. Folgende Beleuchtung kann

ich als ideal empfehlen: Je eine Lampe links und rechts vom Spiegel, ungefähr 30 cm über Augenhöhe. Am besten sind kugelige oder eiförmige Beleuchtungskörper aus ungefärbtem Glas, in das viele kleine Tropfen oder Blasen eingeschmolzen sind: An denen bricht sich das Licht, der Effekt ist traumhaft.«

— *Dann sieht man wahrscheinlich schöner aus, als man ist.*
Genau das ist die Absicht. Wollen wir jetzt wieder ernsthaft diskutieren?

— *Nein. Noch eine Frage. Was machen Sie denn so an Wellness-Programmen? Also Massagen, Tai Chi und solche Sachen.*
Ich fürchte, ich bin nicht so der Wellness-Typ. Ich gehe lieber spazieren – aber das hatten wir ja schon.

— *Ja. Bäume anschauen ... Was tun Sie gegen Falten?*
Tue ich etwas gegen Falten? Ich glaube nicht. Ich reinige mein Gesicht am Abend gründlich und trage in der Früh eine dieser üblichen Cremes und ein ganz leichtes Make-up mit einem Lichtschutzfaktor auf. Und dann mache ich einen großen Bogen um Botox-Spezialisten und Schönheitschirurgen, egal, wie begabt sie sind.

— *Warum?*
Ich denke, ab einem gewissen Alter sollte man sich eher durch andere Eigenschaften definieren als durch ein glattes Gesicht. Aber das muss selbstverständlich jeder und jede für sich entscheiden. – Moment mal. Vielleicht kenne ich doch ein Mittel gegen Falten: *Der Welt freundlich gegenübertreten.*

Die Welt ein bisschen besser machen – kann man das?

Freundlich sein – das sagt sich so leicht, ich weiß. Freundlich sein, gelassen sein, anderen mit einem Lächeln begegnen, obwohl man vielleicht verärgert, gereizt ist, sich ungerecht behandelt fühlt oder gerade im Lockdown gefangen ist – wie soll das gehen? Wenn der Rücken wieder einmal schmerzt, die Heizkosten schon wieder erhöht wurden, der Drucker seinen Geist aufgegeben hat – darf man da nicht mieser Laune sein?

Darf man natürlich. Aber es geht um etwas Grundsätzliches.

Wir haben im Kapitel über Einsamkeit (Kapitel 7, ab Seite 105) beklagt, dass wir in einer Zeit leben, in der Konkurrenzdenken und die rücksichtslose Verfolgung eigener Interessen nicht nur die Wirtschaft, sondern auch »*unsere Beziehungen zueinander – unser Herz und unsere Seele – grundlegend verändert haben*«.[13]) Das zeigt uns nicht nur die Tatsache, dass so viele Menschen bereit sind, brutale Gewaltandrohungen, Lügen und Hass ins Netz zu stellen. Leider genügt es oft schon, manche Leute zu beobachten, wenn sie auf die S-Bahn warten oder wenn sie durch die Straßen gehen. Sahen wir früher auch schon so abweisend, ja sogar verbittert aus? Dazu kommt noch, dass wir in der Corona-Zeit gezwungen waren, Abstand zu halten, und dass dieser Abstand eben nicht nur räumlich, sondern auch im übertragenen Sinn gewirkt hat und aus uns, die wir grundsätzlich Gemeinschaftswesen sind, Einzelgänger und eben oft Einsame gemacht hat.

Und da kommen Sie – wir alle – ins Spiel: Wir können diese negative Haltung beeinflussen, zumindest in unserem Umfeld, indem wir zugewandt sind, vor allem auch jungen Menschen gegenüber, interessiert, verständnisvoll. Sie werden dann die Beobachtung machen, dass Freundlichkeit, Hilfsbereitschaft und Empathie erstaunlich ansteckend sind und eine Spur, eine Welle von positiven Gefühlen bei anderen hinterlassen.

Wir können uns dafür einsetzen, dass in unserer Kommune mehr auf die Umwelt geachtet wird; dass Wohnungen, Straßen behindertengerecht ausgebaut werden, um Behinderte besser einzubeziehen in das öffentliche Leben. Wir können gerade auch junge Menschen dazu motivieren, andere aus sozialen Randgruppen in ihre Kreise zu integrieren. Um noch einmal Noreena Hertz zu zitieren: »*Das Gegenmittel für dieses Zeitalter der Einsamkeit kann letztlich nur darin bestehen, dass wir für andere da sind – ganz gleich, wer diese anderen sind.*«

Freundlichkeit ist der Schlüssel zur Kommunikation mit der Welt

Jungbleiben – wie macht man das?

Sind wir, wenn wir älter werden, undankbar? Sehen wir hauptsächlich die Schattenseiten des Älterwerdens? Haben wir Angst vor den kommenden Jahren, statt sie als Herausforderung unserer Fantasie und Kreativität zu erkennen? Angst vor Krankheit, Demenz, womöglich Pflegebedürftigkeit, Angst vor Einsamkeit, vor dem Ausgeschlossensein, davor, den Kindern zur Last zu fallen? Wo bleibt da die schon erwähnte »Leichtigkeit des Seins«? Und was können wir gegen diese Ängste tun?

— *Haben Sie denn keine Ängste?*
Sehr selten. Und nicht vor dem Tod. Eher davor, irgendwann unselbstständig, hilfsbedürftig zu werden. Aber: »*Es ist das Wissen um unsere Sterblichkeit, das uns menschlich macht*«, sagt der großartige alte Schauspieler *Antony Hopkins*[14]). Den Tod abzuschaffen wäre deshalb keine gute Idee. Denn »*erst die Endlichkeit unseres Lebens bestimmt dessen Wert*«.

Machen wir uns deshalb auf, die glücklichen Seiten des höheren Alters zu würdigen und dabei: jung zu bleiben.

- **Jungbleiben beginnt im Kopf.** Man sollte das Alter nicht verdrängen, aber auch nicht ständig auf das eigene Geburtsdatum starren und damit womöglich Vorstellungen von Schwäche, Müdigkeit, »Kann-ich-nicht-mehr«, »Muss-ich-auch-nicht-mehr«, »Lohnt-sich-doch-nicht-mehr« oder »Hoffentlich-lässt-man-mich-in-Ruhe« zu verbinden.

Denken Sie beispielsweise ja nicht, Sie seien schon zu alt, um zu lernen, wie man mit einem Tablet oder Smartphone umgeht. Oder um sich überhaupt mit den neuen digitalen Welten auseinanderzusetzen. Sie und ich werden auf diesem Gebiet vielleicht keine Genies mehr, und die Jungen werden uns leicht amüsiert anschauen, wenn wir sie wieder einmal um Hilfe bitten. Aber wir werden mitreden können, uns über E-Mails unserer Enkel mit den neuesten Fotos freuen und die richtigen Apps herunterladen. All das ist natürlich auch ein wunderbares Training für unsere grauen Zellen im Gehirn.

Geben Sie sich auch nicht mit dem Gedanken zufrieden, dass die Tage eben vergehen und dass man froh sein sollte, wenn zumindest nichts Unangenehmes passiert. Die Tage *gestalten,* ihnen Inhalt und Bedeutung verleihen, indem man kleine – oder größere – Programme plant, sich mit Freunden trifft, Meinungen austauscht – all das sind Möglichkeiten, das Leben zu verlängern. Real, weil geistige Beweglichkeit auch die körperlichen Funktionen anregt, aber auch im übertragenen Sinn, weil ein erfüllter Tag so viel länger ist als ein nur so dahingelebter.

- **Ein liebevoll-kritischer Blick auf uns selbst** hilft uns, auch äußerlich unseren Ansprüchen an das Jungbleiben gerecht zu werden. Dazu bedarf es einer ordentlichen Portion von Disziplin. Wenn wir uns einfach gehen lassen, würde dies ja bedeuten, dass wir uns nicht mehr wertschätzen.

Also sollten wir **gepflegt sein**:
Die beim Älterwerden trockenere Haut täglich nach dem Duschen ein-

Neugierig sein ist eine Eigenschaft, die uns jung erhält.

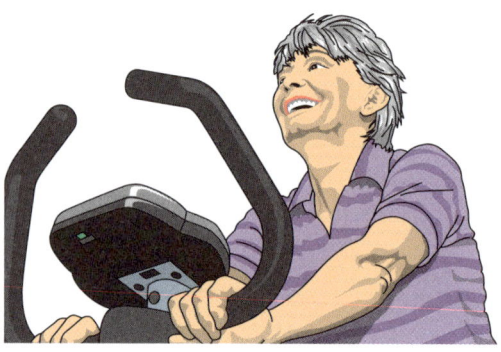

cremen. Die Haare zweimal pro Woche waschen. Fußpflege nicht vernachlässigen – entweder selbst oder im entsprechenden Salon. Denn nichts hemmt die Lust an der Bewegung so sehr wie schmerzende Hühneraugen oder Schwielen an den Füßen. Gründliches Zähneputzen, auch mit Verwendung von Interdentalbürstchen. (Vor dreißig Jahren war es praktisch noch normal, dass man ab dem 60. Lebensjahr eben Zahnprothesen trug. Da haben auch die Zahnärzte gewaltig dazulernen müssen.)

Zur Körperpflege gehört eigentlich auch das Trainieren von Muskeln und Gelenken, auf dass sie geschmeidig und stark bleiben. Das heißt nicht, dass Sie täglich 50 Liegestütze oder 100 Kniebeugen machen sollten. Aber die Fachleute in einer Praxis für Physiotherapie werden Sie gerne untersuchen und feststellen, welche Muskelgruppen und Gelenke bei Ihnen besondere Unterstützung brauchen und welche Übungen dafür richtig wären. Auch damit Ihre Haltung und Ihr Gang jugendlich bleiben.

Es gibt noch eine andere Seite des Gepflegt-Seins, eine, die ebenfalls wichtig ist: Zu Hause nicht zu schlampig werden.

Auch dieser Aspekt hat mit Selbstachtung, mit Würde, mit dem Bild zu tun, das wir von uns selbst haben. Wenn wir dort mit zerrissenen Socken oder mit waschbedürftigen Pullovern herumlaufen (ich übertreibe jetzt bösartig), dann sagen wir uns indirekt, dass wir es uns »nicht mehr wert sind«, so viel Achtung zu erhalten, wie wir dies all die Jahre gewohnt waren.

— *Soll ich vielleicht in Seidenkleidern und Lackschuhen in der Wohnung herumlaufen?*
Nein, um Himmels willen nicht! Aber Sie verstehen mich doch: Der Blick in den Spiegel sollte Ihnen zeigen, dass Sie eine attraktive, gepflegte Person sind. Das gilt selbstverständlich auch, wenn Sie sich zu einer Mahlzeit hinsetzen und dabei Ihre bisherigen guten Manieren einhalten, selbst wenn Sie alleine essen. Diese innere Haltung ist, so denke ich, außerordentlich wichtig. Sie verhindert, dass wir uns irgendwie aufgeben und nicht mehr an uns glauben.

— *Darf ich dann nicht einmal mehr vor dem Fernseher essen?*
Doch! Natürlich dürfen Sie das. Auch im Morgenmantel. Sie dürfen überhaupt alles. Aber Sie sollten einfach verstehen, dass wir uns selbst schätzen und achten müssen, wenn wir dies auch von anderen einfordern. Und wenn wir an eine Zukunft für uns glauben.

So — und mit dieser inneren Haltung werden wir uns jetzt daranmachen, Neues zu entdecken. Schließlich haben wir Ältere mehr Zeit als früher und die Freiheit, diese Zeit Dingen zu widmen, die wir vielleicht schon immer wissen oder erleben wollten. Dabei müssen wir wahrscheinlich eine gewisse Trägheit überwinden, denn der innere Antrieb ist oft nicht mehr so stark wie seinerzeit, als wir 30 waren. Aber Sie werden sehen: Etwas von der Vielfalt der Welt zu erfahren, sich auf neue Menschen einzulassen – auch das hält jung.

— *Also: In fremde Länder reisen …*
Zum Beispiel. Aber auch: die Natur erkunden, neue interessante Bücher lesen, Musik in einem Live-Konzert erleben …

— *Auf den Mond fliegen.*
Ja. Schön wär's. Aber nehmen wir Reisen doch als Beispiel.

Reisen, wenn man älter ist

Ich denke, wir alle haben während der Pandemie sehnsüchtig auf den Moment gewartet, in dem Reisen wieder möglich war. Selbst wenn wir nicht sofort losgebraust sind: Allein die Aussicht, demnächst wieder in die Toskana oder nach San Francisco – oder nur in ein idyllisches oberbayrisches Dorf oder an die Ostsee – zu fahren, weg vom Alltag, war unendlich wichtig. Nachdem wir dem Alter entwachsen sind, in dem wir mit Rucksack und Zelt loszogen oder uns darauf freuten, zwei Wochen zu zweit im VW-Käfer zu übernachten (hab ich mit 18 gemacht, Hotels waren zu teuer), sollten wir uns, bevor wir aufbrechen, ein paar Gedanken machen.

Ich bin mir selbstverständlich darüber im Klaren, dass Sie, als vielleicht nicht mehr so junger Mensch, jede Menge Erfah-

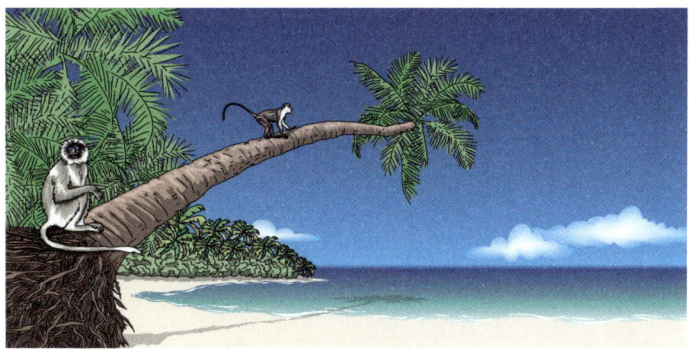

rungen mit Reisen haben. Und dass Sie eigentlich keine Empfehlungen und Ermahnungen bräuchten. Lassen Sie mich dennoch an einige wichtige Voraussetzungen erinnern:
- Erstens: Wie steht es um Ihre Gesundheit, und wie ist die medizinische Versorgung in Ihrem Reiseland? Nützlich ist immer, für alle Fälle die Adresse und Telefonnummer des dortigen Deutschen Konsulats dabeizuhaben, das im Notfall helfen kann. Und, für sehr Vorsichtige: einen Vertrag mit dem ADAC, der Sie bei Krankheit oder einem Unfall auch nach Hause transportiert

Wenn Sie Probleme mit Herz oder Lunge haben, verbieten sich Reiseziele, die in größerer Höhe liegen, also beispielsweise die Anden oder Nepal, weil dort die Sauerstoffkonzentration der Luft deutlich geringer ist. Aber auch auf Tauchen und ausgiebiges Strandleben würde ich unter diesen Umständen verzichten. Am besten, man bespricht exotischere Reiseziele mit dem Hausarzt und bittet ihn um einen Check-up ein paar Wochen, bevor man losfährt. Die Wochen vorher braucht man auch, falls noch Impfungen nötig sind.

- Zweitens: Eben diese Impfungen sind extrem wichtig. Ihr Arzt kann sich sicher über die Probleme an Ihrem Reiseziel informieren. Wahrscheinlich hat er ohnehin das *Referenzhandbuch Impf- und Reisemedizin* abonniert, das jährlich neu erscheint und in dem aktuell Impfpflichten, -empfehlungen und mögliche Infektionsgefährdungen für praktisch alle Länder aufgelistet sind. Wobei die Ratschläge sich auch immer danach richten, ob Sie eine Abenteuerreise oder einen Urlaub in Städten und Hotels planen.

Apropos Hotels: Auch in den schönsten und renommiertesten Hotels kann es in südlicheren Ländern zu Problemen mit dem Trinkwasser kommen. Das heißt, Sie sollten nach Möglichkeit kein Wasser trinken, das nicht abgekocht ist, bzw. lieber gleich auf Mineralwasser in verschlossenen Flaschen bestehen. Das gilt auch fürs Zähneputzen. Und lieber auf Eiswürfel und Salat verzichten. Es geht dabei nicht nur um die Vermeidung von Durchfällen, sondern auch von Hepatitis A (gegen diese Lebererkrankung sollten Sie ohnehin geimpft sein – übrigens auch gegen Hepatitis B). Selbstverständlich sind auch gute Reisebüros mit all diesen Fragen vertraut. Nehmen Sie vor allem Warnungen und Vorsichtsmaßnahmen gegen Malaria sehr ernst! Und, nicht vergessen: Die täglichen Medikamente für die ganze Reisedauer von zu Hause mitnehmen und im Handgepäck transportieren. Sie nützen Ihnen nämlich nichts, wenn sie im Koffer sind, der womöglich ganz woanders landet ...

Regel gegen Durchfälle: Kochen, braten, schälen – oder drauf verzichten!

- Drittens: Flugreisen. Wenn Sie nur Kurzstrecken fliegen, sagen wir nach Rom oder London, brauchen Sie keine besonderen Maßnahmen zu berücksichtigen. Etwas anderes sind Langstreckenflüge. Über die Vorsichtsmaßnahme, feste Stütz- oder Kompressionsstrümpfe zu tragen, um Thrombosen zu verhindern, haben wir bereits gesprochen. Wer schon einmal eine Beinvenenthrombose hatte, sollte vor Reiseantritt außerdem eine Spritze mit *Heparin* bekommen. Da in der Kabine der Sauerstoffgehalt der Luft deutlich reduziert ist – er entspricht etwa dem auf einem 2.500 Meter hohen Berg –, kann es für Passagiere mit eingeschränkter Herz- oder Lungenfunktion eventuell zu Problemen kommen. Die Crew hat allerdings Sauerstoff-Spender bereit. Wenn Sie ängstlich sind, können Sie vielleicht schon nach dem Einsteigen mit der Stewardess oder dem Purser darüber sprechen. Grundsätzlich gilt: Am besten einen Gangplatz buchen, damit Sie jederzeit aufstehen, herumlaufen oder vielleicht auf die Toilette gehen können, ohne Mitreisende im Schlaf zu stören. Und noch etwas: Die Luft im Flieger ist extrem trocken. Sie sollten also viel trinken, pro Stunde mindestens einen Viertelliter. Wasser! Nicht etwa Alkohol.
- Viertens: Über Reisen mit dem Auto brauche ich Ihnen nichts zu raten. Sie wissen selbst, dass man alle zwei, drei Stunden eine Pause machen und sich nicht sofort wieder in der Raststätte hinsetzen, sondern wenigstens einige Minuten herumlaufen sollte, um Blut und Kreislauf in Schwung zu bringen.[15])

Nach diesen technischen Ratschlägen kommt jetzt der eigentliche, der wunderbare Teil der Reise: Neues sehen, Neues erleben, eintauchen in eine vielleicht noch fremde Welt. Leider kann ich Sie dabei nicht begleiten. Das gilt auch für andere Entdeckungsreisen wie Lesen oder Musikhören. Oder sich intensiv mit dem Thema des Jahrhunderts beschäftigen: dem Schutz unseres Klimas. Oder in Museen gehen, in denen die herrlichen Bilder der früheren oder jetzigen Künstler auf Sie warten, um Ihnen erstaunliche Geschichten zu erzählen.

Kurze Gedanken über die Liebe ...

Egal, wie viel man über die Liebe liest, über sie nachdenkt, sie empfindet: »Wissen« kann man ohnehin nichts über sie. Große Liebe, eine jahrzehntelange Beziehung, der Partner oder die Partnerin als Teil des eigenen Lebens – ein tiefes Glück, wenn man das erleben darf.

Erfreulicherweise bleiben aber auch Erotik und Begehren unsere Begleiter im reiferen Alter (was die Jungen manchmal gar nicht fassen können). Dass wir heute länger leben als noch unsere Mütter und Väter, bedeutet eben auch, dass wir eine längere Zeit der Vitalität und Lust auf körperliche Liebe haben werden, auch wenn – ganz natürlich – beides mit den Jahren langsam abnimmt, wenigstens bei den meisten Menschen. Ich kenne die neuesten Zahlen nicht, aber schon vor einigen Jahren veröffentlichten amerikanische Universitäten Statistiken, aus denen hervorgeht, dass 60 Prozent der 60- bis 74-jährigen Paare sexuell aktiv sind, über 30 Prozent der

75- bis 85-Jährigen und immer noch 15 Prozent der über 85-Jährigen. Die Zahlen dürften sich inzwischen noch erhöht haben. Diese neue Normalität sollte sich, so meinen Psychologen und Altersforscher – *Achtung: die männliche Form gilt, wie immer, auch für die weiblichen Experten!* –, endlich auch durch eine andere, neue Form der Ästhetik ausdrücken. Denn immer noch heißt die versteckte Botschaft der Werbeindustrie auf Fotos, Plakatwänden, Zeitungsanzeigen und in Fernsehreklamen: Nur wer jung und knackig aussieht, hat Erfolg und eine Chance auf Liebe. Dass das völliger Blödsinn ist, wissen wir alle. Deshalb der Ruf nach mehr Realität und Respekt. Ein älterer Mann, eine ältere Frau sehen eben anders aus, anders – aber, so wage ich zu sagen, auf ihre Weise genauso interessant und attraktiv, sobald man die ständigen optischen Vergleiche mit den Jungen ausblendet.

Gottlob kennt Liebe keine Altersgrenzen – und Sexualität auch nicht. Ein paar Dinge gilt es allerdings zu berücksichtigen.

... und über Sex im Alter

Die größten Probleme gab es früher für Männer durch Erektionsstörungen. Im Jahr 1998 erregte dann eine Studie über ein neues Medikament gegen hohen Blutdruck großes Aufsehen. Es wurde nämlich bekannt, dass die männlichen Teilnehmer nach Beendigung der Studie gar nicht daran dachten, die restlichen Pillen zurückzugeben. Dadurch erfuhr man, dass der Wirkstoff *Sildenafil* erstaunliche Nebenwirkungen hervorrief. Wir kennen die Substanz heute hauptsächlich unter dem Namen *Viagra*® – und man übertreibt nicht, wenn man in diesem Zusammenhang von einer Revolution spricht. Aber Vorsicht! Wer geschädigte Herzkranzgefäße hat und vielleicht *Nitrospray* oder ein anderes Nitrat-Medikament braucht, darf leider kein Viagra oder Päparate mit ähnlichem Wirkstoff einnehmen: Es kann dann nämlich zu einem lebensbedrohlichen Blutdruckabfall kommen. Auch bei anderen Herzkrankheiten *unbedingt* vorher den behandelnden Arzt fragen! Im Allgemeinen gilt: Wer in der Arztpraxis auf dem Ergometer mindestens 75 Watt über einige Minuten schafft und der Blutdruck dabei nicht über 180 zu 110 steigt, ist »fit for Sex«. Aber, wie gesagt, entscheiden sollte der Arzt. Er wird auch raten, was eigentlich selbstverständlich ist: nicht zu stürmisch sein, keine zu anstrengenden Stellungen versuchen und ganz allgemein auf körperliche Einschränkungen Rücksicht nehmen.

Ältere Frauen leiden beim Sex oft unter einer mehr oder weniger ausgeprägten **Trockenheit der Scheide**. Auch dagegen gibt es gute medizinische Hilfen: Gleitcremes mit oder ohne Östrogenanteil sorgen für weiche Schleimhäute, wobei das Östrogen nur lokal wirkt, das heißt, keinen Einfluss auf den ganzen Körper hat. (Man sollte deshalb aufgrund dieses Problems auf keinen Fall eine systemische Hormonersatztherapie mit ihren nicht ungefährlichen Nebenwirkungen beginnen.)

Wer bin ich und wer möchte ich sein?

Innehalten – Bilanz ziehen. Und dann einen neuen Anfang wagen.

Ich hoffe, das Leben hat es gut mit Ihnen gemeint. Dass die glücklichen Zeiten länger waren als die schwierigen. Dass Sie keine allzu großen materiellen Probleme hatten. Dass Sie viel, viel Liebe und Freundschaft erfuhren. Dass Ihnen der Tod von geliebten Menschen bis jetzt erspart blieb. Dass eventuelle Krankheiten vorübergehend und gut behandelbar waren und dass Sie sich jetzt gesund fühlen. Vor allem aber, dass Sie Ihre Begabungen und beruflichen Neigungen entfalten konnten.

Versuchen Sie einmal, sich an die Dinge zu erinnern, die Sie nicht verwirklichen konnten, und an die Ideen, die Sie vielleicht noch heute haben, verborgen im hintersten Winkel Ihres Kopfes oder Herzens. Das kann der simple Traum sein, einmal am Strand der Copa Cabana zu liegen und die berühmte Christusfigur von Rio zu sehen. Oder der Gedanke, mit Freunden zwei Wochen lang in die Dolomiten zum Skifahren zu reisen. Samt Après-Ski-Vergnügen.

Es kann aber auch der Wunsch sein, doch noch malen zu lernen, um all den Vorstellungen, den Bildern, die sich ständig in Ihrem Kopf bilden, Realität zu verleihen.

Es kann vor allem aber die Möglichkeit sein, dem Leben, das anders verlaufen ist, als Sie es sich vor vielen Jahren erträumt haben, und in dem Begabungen und emotionale Wünsche zu kurz gekommen sind, ganz allgemein noch einmal eine neue Richtung zu geben. Und damit »der Mensch zu werden, der man ist«. Dass diese Vorstellung für jeden Einzelnen anders aussieht, ist selbstverständlich. Vielleicht bedarf es ja nur einer kleinen Kursänderung, um spürbar glücklicher zu werden. Vielleicht aber bedeutet es eine größere Umgestaltung des Lebens und damit Mut und den Willen zum Verzicht auf vieles, was den bisherigen Alltag ausgemacht hat.

— *Haben Sie solche großen Veränderungen selbst erlebt?*
Ja. Zwei Mal.

— *Wollen Sie darüber etwas erzählen?*
Ich habe in meinem Leben sehr viel Glück gehabt. Meine Mutter, die ich noch heute sehr bewundere, hat uns Kinder heil und ohne seelische Schäden durch den Krieg gebracht. Sie war eine künstlerisch begabte Frau, Pianistin, und liebte es, in unserer Wohnung mit befreundeten Musikern Hauskonzerte zu veranstalten. Das hat mich selbstverständlich sehr geprägt und in mir das Verständnis – und die Liebe – für klassische Musik geweckt. Dennoch wollte ich nie Musikerin werden, sondern ich habe mich von Anfang an für Naturwissenschaften interessiert, vor allem für die Medizin. Dass ich nach dem Abitur sofort mit dem Studium beginnen konnte, habe ich schon erzählt. Sicher war es dann auch ein gewisses Glück, dass man mir ein Jahr später angeboten hat, als Schauspielerin in Filmen zu spielen – übrigens ohne jede Ausbildung –, denn ich konnte dadurch die halbe Welt sehen. Ich habe lange in Frankreich gearbeitet, in Italien, in Griechenland, in Hongkong, Bangkok, Südafrika, Brasilien und natürlich in Amerika. Aber ich wusste die ganze Zeit, dass die

Schauspielerei nicht mein Beruf war, dass ich das Leben in der Öffentlichkeit hasste und dass ich nach wie vor Ärztin werden wollte. Dann kam die Entscheidung – auch meine Ehe ging damals kaputt –, eine Entscheidung, die mein Leben völlig umgekrempelt hat, die ich nicht eine Sekunde bereut habe und die mich wieder zu einer Medizinstudentin und einem glücklichen Menschen gemacht hat.

— *Und die zweite Veränderung?*
Vor ein paar Jahren starb mein sehr geliebter Lebensgefährte. Und es war am Anfang sehr schwer, mich auf ein Leben ohne ihn einzustellen. Meine Arbeit als Medizinjournalistin hat mir natürlich geholfen, vor allem aber meine wunderbare Familie und meine vielen interessanten, treuen, liebevollen Freunde.
Noch Fragen?

— *Nein, aber danke für alles.*

Um es noch einmal zusammenzufassen: Jugendlichkeit und Zufriedenheit älterer Menschen scheinen in hohem Maß davon abzuhängen, dass man bereit ist, ein aktives Leben zu führen und Perspektiven für die Zukunft zu entwerfen. Ein wichtiges Element ist die intensive Beziehung zu anderen, vor allem auch zu jungen Menschen, und das Eingehen auf deren Denkweisen und Ideen. Das heißt: Wenn wir Körper und Geist leistungsfähig und jung erhalten wollen, bleibt uns wohl nichts anderes übrig, als beweglich zu sein. Beweglich in dem Sinn, dass wir weiter lernen, neue Pläne verfolgen, uns in neuen Situationen bewähren und unser weiteres Leben frei gestalten.

Anhang

Dank

Mein besonderer Dank gilt dem Team des Verlags und den freien Mitarbeitern, die mich während der Entstehung des Buches in jeder Hinsicht so großartig unterstützt haben, allen voran Katharina Festner, Henriette Zeltner-Shane und Jörg Mair.

Kalziumgehalt einiger Nahrungsmittel

Zur Vorbeugung gegen Osteoporose sollten täglich 1000 mg Kalzium in der Nahrung enthalten sein.

Milch und Milchprodukte (pro 100 g)	
Vollmilch	120 mg
Fettarme Milch	120 mg
Buttermilch	110 mg
Molke	70 mg
Joghurt	115 mg
Emmentaler	1020 mg
Tilsiter	860 mg
Gouda	820 mg
Edamer	800 mg
Butterkäse	700 mg
Parmesan	1300 mg

Gemüse und Obst (pro 100 g)	
Lauch	85 mg
Kohlrabi	70 mg
Grüne Bohnen	57 mg
Küchenkräuter	ca. 200 mg
Feigen, getrocknet	195 mg
Orange	40 mg
Kiwi	40 mg
Johannisbeeren	200 mg
Himbeeren	40 mg
Brombeeren	45 mg

Einige Mineralwässer (pro Liter)	
Residenzquelle	567 mg
San Pellegrino	203 mg
Frankenbrunnen	267 mg
Mineralwasser sollte neben hohen Kalziummengen einen niedrigen Natriumgehalt haben (< 60 mg pro Liter)	

Anmerkungen

1 John Kenneth Galbraith: Growing old gracefully, New England Journal of Medicine, Vol. 331, 1994, S. 484 ff.
2 J. Campisi et al.: From discoveries in ageing research to therapeutics for healthy ageing, NATURE, Vol. 571, 2019, S. 183 ff.
3 Betty Friedan: Mythos Alter, Rowohlt Taschenbuch Verlag, Reinbek bei Hamburg 1997
4 Quelle: Interview in der »Frankfurter Allgemeinen Zeitung«, 13.3.2021
5 J. C. Rathmell: Obesity, Immunity, and Cancer, NEJM, Vol. 384, 25. März 2021, S. 1160–1162
6 Reiner Bartl: Power für die Knochen, Südwest Verlag, München 2021
7 Dr. Marianne Koch: Unser erstaunliches Immunsystem, dtv, München 2020
8 G. D. Deyle GD et al.: Physical therapy versus glucocorticoid injection for osteoarthritis of the knee, NEJM, Vol. 382, 2020, S. 1420–1429.
9 Volkshochschule München: www.mvhs.de / Programm
10 Dr. Marianne Koch: Körperintelligenz, dtv, München 2005
11 Philip Roth: Jedermann, Carl Hanser Verlag, München 2006
12 Noreena Hertz: Das Zeitalter der Einsamkeit, Verlag HarperCollins, Hamburg 2021
13 Noreena Hertz: Das Zeitalter der Einsamkeit, Verlag HarperCollins, Hamburg, 2021, S. 23 ff.
14 Interview mit der ZEIT, 12.5.2021
15 Siehe auch das Kapitel über Reisemedizin in Dr. Marianne Koch: Mein Gesundheitsbuch, dtv, München 1999

Register

abnehmen 61
Adrenalin 112
Aktivität, körperliche 22, 26, 56, 63, 65, 67 f., 71
Altersdiskriminierung 40
Altersforschung 19, 23, 25 f., 47, 53, 111
Alterungsprozess 26, 38
Alzheimer 38
Angst 38, 97 f., 111 f., 121, 136
Anti-Aging 25–27
Antibiotika 12
Antioxidanzien 50
Arterien 53, 99
Arteriosklerose 25, 59, 99
Arthritis 84
Arthrose 58, 80, 82–84
Beweglichkeit 72, 98, 101, 120, 137
Blutdruck 74, 99, 111, 120 f., 145
Blutgefäße 12, 22, 53, 59, 82, 112
Blutkörperchen, rote 22
Blutkörperchen, weiße 22
Body-Mass-Index 58, 62
Cholesterin 120
Chromosomen 21
Corona-Pandemie 43, 78, 91, 127
Darm 60
Darmkrebs 120
Demenz 99, 112, 136
Depressionen 99, 109, 120 f.
Desoxyribonukleinsäure (DNS) 21
Diabetes 27, 59, 99, 120
Digitalisierung 91
Einsamkeit 100, 105, 108–112, 116, 121, 124, 134–136, 155
Endoskopie 12
Ernährung 13, 26, 48–50, 52, 54 f., 60, 62, 70, 71, 75 f., 131
Familie 25, 55, 74, 91, 108, 113, 149
freie Radikale 50
Freunde 15, 43, 55, 87, 108, 113, 116, 123, 147, 149
Freundlichkeit 134 f.
»Fünf Säulen der Jugendlichkeit« 47
Gedächtnis 88, 90, 95, 97, 100 f.
Gehirn 53, 59 f., 79, 87–90, 95 f., 99, 103, 111, 118, 137
Gehirnzellen 39, 47, 67, 72, 87 f., 94, 117
Gelenke 21, 58, 68, 80, 83 f., 138
Gene 25
Grippe 48, 51, 78
Gürtelrose 48, 51, 78
Herz 27, 31, 42 f., 53, 59, 67, 100, 112 f., 118 f., 122, 131, 141, 143
Immunsystem 21 f., 25, 31, 42, 47–49, 52, 59, 67, 75–77, 79 f., 84, 100, 111, 132
Immunzellen 21 f., 92
Impfung 77–79, 141
Insulin 62
Intelligenz, flüssige 97
Intelligenz, kristalline 97

Interessen 35 f., 43, 91, 100, 107, 123, 134
Kalzium 52, 55, 70, 153
Kindheit 31
Knochen 21, 52, 67, 70 f., 81, 83
Krebs 27, 48, 51, 59, 68
Krebszellen 21, 92
Kreislauf 67, 113, 143
Lebenserwartung 12, 25 f., 36, 48, 57, 72
Lebensqualität 12, 20, 33, 36, 48, 70, 72
lernen 72, 87–89, 91 f., 101, 108, 131
Leukämie 117
Liebe 144 f., 147
Medien, soziale 43, 113
Mitochondrien 50, 119
Muskeln 22, 47, 67, 73, 75, 81 f., 87, 120, 138
Muskelschwund 53, 73
Mut 38 f., 41, 113 f., 116, 123
Nahrungsergänzungsmittel 26
Nervenzellen 78, 89
Nieren 120
Osteoporose 70 f., 153
Penicillin 12

Pflege 72, 122
Psychosomatik 31, 111
reisen 140
Rückenschmerzen 120
Sarkopenie 48, 73
Schilddrüse 60
Schlafstörungen 100
Schlaganfall 99, 117 f.
Selbstbewusstsein 29, 31, 40, 44
Selen 52
Sex 145 f.
Sirtuine 26 f.
Stammzellen 21 f.
Stoffwechsel 20, 23 f., 56, 63, 74, 100, 121
Stress 120
Telomerase 21, 23, 76
Trauer 123 f., 126
Übergewicht 48, 56, 58–61, 82 f.
Vitamine 50, 52, 54, 71
Zeit 43, 48, 80, 102, 123, 139
Zellen 12, 19–26, 48, 50, 62, 70, 75–77, 87–89, 95, 111, 117, 119
Zink 52
Zufriedenheit 36, 149

WEITERE TITEL VON MARIANNE KOCH

UNSER ERSTAUNLICHES IMMUNSYSTEM

Die Ärztin und preisgekrönte Medizinpublizistin veranschaulicht, mit welchen Mechanismen es der Körper schafft, Erreger abzuwehren, wie er Fehlsteuerungen im Inneren des Organismus korrigiert und vor allem: was wir selbst jeden Tag für unsere Körperabwehr tun können.

Durchgehend vierfarbig
208 Seiten
€ 20,00 [D]   € 20,60 [A]

KÖRPERINTELLIGENZ

Die Ärztin und Bestsellerautorin zeigt, wie wir uns Jugendlichkeit und Lebenslust über die Jahre bewahren können.

Durchgehend vierfarbig
280 Seiten
€ 12,90 [D]   € 13,30 [A]

ALLE LIEFERBAREN TITEL, INFORMATIONEN UND SPECIALS FINDEN SIE ONLINE

---

www.dtv.de **dtv**

WEITERE TITEL VON MARIANNE KOCH

DAS HERZ-BUCH

Alles über das Herz: Wie es funktioniert, von welchen Krankheiten es bedroht sein kann und wie wir unser Herz schützen und gesund erhalten können.

Durchgehend vierfarbig
240 Seiten
€ 12,90 [D]   € 13,30 [A]

DAS VORSORGE-BUCH

Wie wir Krankheiten verhindern und fit bleiben können.
Mit Gesundheits-Check-up und Listen, für wen wann welche Vorsorgeuntersuchung sinnvoll ist.

240 Seiten
€ 14,90 [D]   € 15,40 [A]

ALLE LIEFERBAREN TITEL, INFORMATIONEN UND SPECIALS
FINDEN SIE ONLINE

---

www.dtv.de

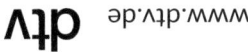